U0233284

## 荣誉证书

郭耀康同志：

　　被评为全国援外医疗工作先进个人。

特发此证，以资鼓励。

二〇〇三年十二月二日

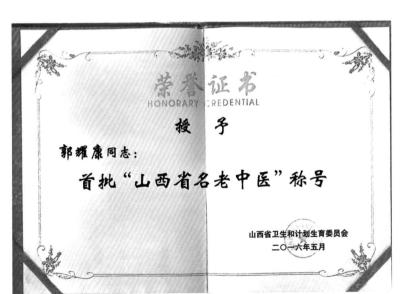

## 荣誉证书
### HONORARY CREDENTIAL

授予

郭耀康同志：

首批"山西省名老中医"称号

山西省卫生和计划生育委员会
二〇一六年五月

全国老中医药专家学术经验继承指导老师

# 荣誉证书

**郭耀康** 同志于2002年11月被确定为第三批全国老中医药专家学术经验继承指导老师，为培养中医药人才做出了贡献，特发此证。

国家中医药管理局

证书编号： 07085

二〇〇七年九月

---

全国老中医药专家学术经验继承指导老师

# 证　书

**郭耀康** 同志于2008年8月被确定为第四批全国老中医药专家学术经验继承指导老师，为培养中医药人才做出了贡献，特发此证。

证书编号： ZDLS201204083

二〇一二年九月四日

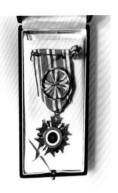
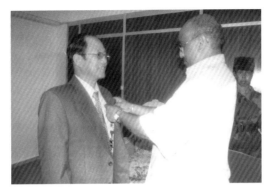

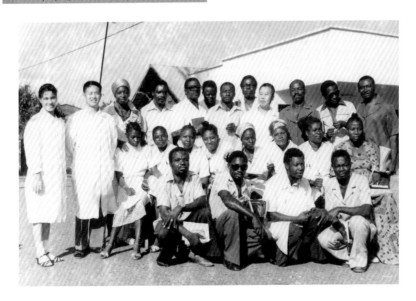

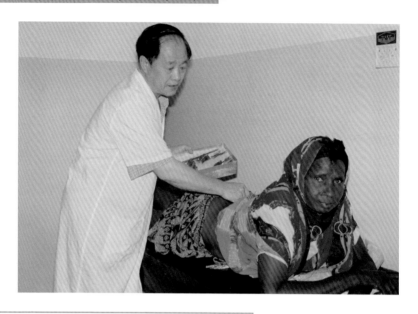

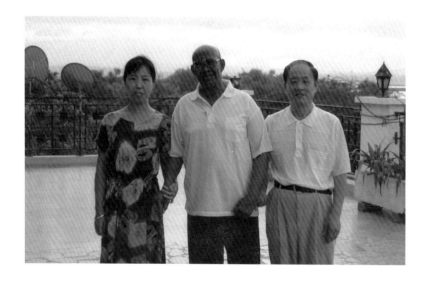

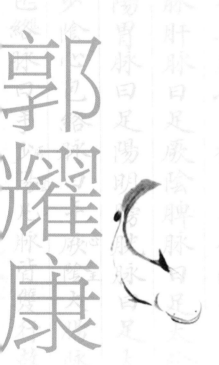

# 郭耀康针灸临证经验选

赵立新　郭霞　主编

山西出版传媒集团
山西科学技术出版社

# 图书在版编目（CIP）数据

郭耀康针灸临证经验选 / 赵立新，郭霞主编 . -- 太原：山西科学技术出版社，2024.5

ISBN 978-7-5377-6381-3

Ⅰ.①郭… Ⅱ.①赵… ②郭… Ⅲ.①针灸疗法—中医临床—经验—中国—现代 Ⅳ.① R246

中国国家版本馆 CIP 数据核字 (2024) 第 052147 号

## 郭耀康针灸临证经验选

| | |
|---|---|
| 出 版 人 | 阎文凯 |
| 主 编 | 赵立新 郭霞 |
| 责 任 编 辑 | 王 璇 |
| 助 理 编 辑 | 王晶晶 |
| 封 面 设 计 | 吕雁军 |

出版发行 山西出版传媒集团·山西科学技术出版社

地址：太原市建设南路 21 号 邮编 030012

编辑部电话 0351-4922135

发行部电话 0351-4922121

经 销 各地新华书店

印 刷 山西苍龙印业有限公司

| | |
|---|---|
| 开 本 | 787mm×1092mm 1/32 |
| 印 张 | 8.25 |
| 字 数 | 220 千字 |
| 版 次 | 2024 年 5 月第 1 版 |
| 印 次 | 2024 年 5 月山西第 1 次印刷 |
| 书 号 | ISBN 978-7-5377-6381-3 |
| 定 价 | 49.00 元 |

# 《郭耀康针灸临证经验选》

# 编委会名单

主　编：赵立新　郭　霞

副主编：郝利芳　赵婷婷　倪文杰

编　委：李烁华　贾希瑞　李新华　王茜茹

　　　　杨镇瑛　王美琴　郭季芬　郭　娜

　　　　薛亚妮　张瑞萍　孟晓敏　郝娟娟

　　　　王鹏瑞　张丽芳　王　婕　解　博

　　　　邱燕萍　欧　雪　丁冠勋　李润桥

　　　　郝志飞　时　豆　冯月愔　郭欢沁

　　　　李王倩　彭白雪

（郭）（耀）（康）（的）

# 针灸之道

「码」上传承

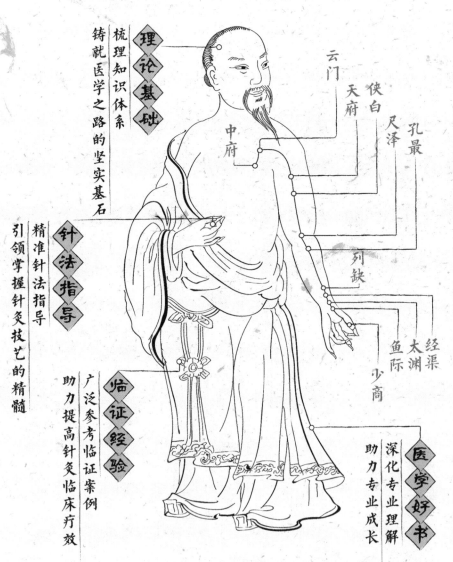

理论基础
梳理知识体系
铸就医学之路的坚实基石

针法指导
精准针法指导
引领掌握针灸技艺的精髓

临证经验
广泛参考临证案例
助力提高针灸临床疗效

医学好书
深化专业理解
助力专业成长

云门
侠白
天府
尺泽
孔最
中府
列缺
经渠
太渊
鱼际
少商

# 简 介

郭耀康，男，汉族，著名中医学家、针灸专家。1939年6月生于山西省介休市义安镇。自幼立志学医，对针灸有特殊的感情。1958年到山西省中医药研究所当学徒。同年9月，就读于山西省中医学校，系统学习中医理论。1961年毕业后分配到山西省中医药研究所针灸科工作，师从针灸大家李庶民先生，学习并掌握了双手缓慢进针法。掌握了冯尚武先生的大针针刺督脉穴（风府、哑门、大椎、陶道、无名、身柱）治疗癫、狂、痫等特色疗法。1964年开始参与教学工作。1977年参加山西省援助非洲喀麦隆医疗队。1981年11月至1983年11月参加卫生部在哈尔滨举办的全国针灸研修班（张缙教授主办）。1985年第二次参加援喀麦隆医疗队。1988年担任针灸科主任，直至退休。1999年参加援吉布提医疗队，期间获"吉布提国家骑士勋章"。2003年被评为"全国援外医疗工作先进个人"。先后担任山西省针灸学会常务理事、副秘书长、秘书长等职；曾任中国针灸学会第三、第四届理事。擅长用针灸治疗中风、面瘫、三叉神经痛、偏头痛、胃脘痛、腰腿痛等常见病。尤其是在选用任督二脉之穴及八脉交会穴治疗癫痫、妇科疾患、内科疑难杂症方面有自己独到的见解。他提出交通任督二脉来调整全身阴阳的理论及以任督二脉为主、八脉交会穴为纲的选穴原则在临床应用中取得了很好的效果。在临证针法继承和创新上都做出了很大的贡献。2004 年被选为第三批学术继承指导老师。2008 年被选为第四批全国老中医药专家学术经验继承工作指导老师。2022 年成立郭耀康全国名老中医药专家传承工作室。

# 序

　　郭君耀康，山西介休义安人氏。幼时亲历乡朋罹患疾病之苦，深知求医之难也，感悟中医之便，针灸之效，遂立志学医，颇嗜之。以弱冠之年，先后求学于省中医研究所中医学徒班、山西省中医学校，勤学慎思，未有懈怠。更于全国针灸研究班深造，良师益友傍侧，志同道合者众。药石配伍、孔窍流注渐通焉。故业初成而能高就。

　　就职山西省中医院针灸科，其后终始如一，砥砺奋进。临床 50 余年，无论明堂乡野，家国内外，秉精诚诲，如至亲想，怀慈悯心，施义仁行，竟克疑难，假以脱难者无数，历评山西省优秀专家、全国老中医药专家传承硕士生导师、全国援外医疗队先进个人、并获得吉布提总统授予的"国家骑士勋章"诸称，终成大医之名，誉加海内。

　　其讷言敏行，余信其效敬其性，然则功、德已成，终不免惜其所学见泯，感念国家复兴，党辉煌煌，政明仁宣，展望医道昂扬之必然，遂集其弟子门人而效故事，论成此篇，总成经验以录之，虽不能尽书其理法，亦可参鉴，后之览者但能启发一二，得无憾矣！惜乎笔者未涉医途，将近成书，如效桴鼓，可惠万世不衰，故不辞疏陋强成此篇，后有奇才妙笔亦可重理此书，再序一二。

李顺通

2023 年 9 月 25 日

李顺通，中华文化促进会主席团咨询委员、山西大众书画院常务副院长兼秘书长、博鳌论坛产业发展与乡村振兴书画院名誉院长、山西省书法家协会顾问。曾任山西省政府副秘书长、省人大内务司法委员会主任。

# 目录

## 第一章　学术思想

# 第二章 临证经验

## 第三章　郭耀康"枕下七针"临床经验介绍

## 第四章　郭耀康学术经验论文精编

# 第一章 学术思想

　　"读经典、做临床"是郭耀康老师坚持的原则。经典是基础，决定一个为医者发展的高度；临床是阶梯，只有不断攀爬，坚持临床，才能成为一名大医。在传承中医针灸经典古籍和师承名医的基础上，他一直将自己的临床实践和中医针灸理论紧密联系，并将师承的学术思想和临床经验灵活应用、发扬光大。郭老尊古不泥古，为人谦虚好学，广泛汲取同行的实践经验，博采众家之长，不断学习研究，勇于探索创新，积累了丰富的临床经验，最终完善并确立了自己独特的学术思想。

## 一、衷中参西，重辨病、辨证与辨经

　　郭老认为中医与西医是两种完全不同的医学体系，有着不同的思维方式和诊断治疗疾病的方法。然而，中医与西医各有所长，也各有所短。医学不分古今中外，不能只看到自己的优点，却忽视自己的缺点和对方的优点。郭老临证主张中医与西医相结合，认为中医与西医之间只有取长补短，融会贯通，相互充实提高，才能更好地发展。以"但求有利于患者"为宗旨，才是发展医学正确的方向。正如《医学衷中参西录》说："医学以活人为主，所著之书果能活人，即为最善之本""于西人之说可采者采之，其说可沟通者尤喜沟通之"。"衷中"就是在临床诊断治疗中不能抛弃中医的思维体系；"参西"就是在诊疗活动中要结合西医的方法，找到最佳的治疗方案。

辨证论治是中医学的特色和精华所在。郭耀康认为应将中医辨证论治和西医现代化的检查诊疗方法相结合，借助现代医学科学的诊疗检测手段，来丰富和延伸中医的辨证论治内容。将检查结果作为辨证和治疗的参考和依据，做到辨证与辨病有机结合，是诊断过程的深化，会极大提高诊断的准确度并提升治疗效果。辨病使辨证更全面、更准确，对诊断疾病、把握疾病的轻重缓急及治疗预后有着极其重要的意义。

经络辨证是以经络学说为主要依据的辨证方法。郭老非常重视经络辨证，擅于根据经脉循行分布及经脉属络脏腑、联系器官、病候的特点来辨经论治。《灵枢·海论》说，经络"内属于腑脏，外络于肢节"，机体的一切功能活动都离不开脏腑、经络。疾病的发生发展、证候的表现和转化虽然错综复杂，但究其本源，都是脏腑、经络的功能失调。《标幽赋》中"不穷经络阴阳，多逢刺禁；既论脏腑虚实，须向经寻"强调了针灸既要掌握脏腑虚实，又要掌握经络阴阳。因此，郭老认为临证只有将辨经与辨证相结合，才能达到治愈疾病的目的。

中医学认为人是一个有机的整体，郭老认为临证诊治疾病必须从整体观念出发。要善于抓住主要矛盾，在中西医结合指导下诊治疾病。他一直强调临证必须做到五明：一明病属何病；二明病属何证，证属何因；三明证属何经；四明治在何经，取用何穴；五明施用何术。他对学生们反复强调"宁失其穴，勿失其经"。如诊治颈腰椎病患者时，必先通过现代医学，如 X 片、CT 或 MRI 等检查，在明确病变部位和性质的前提下，再通过望、闻、问、切四诊合参，明辨其属中医何种证型，归属何经，最后决定治疗原则和治疗方法。郭老认为只有中西医结合诊治疾病，注重辨病、辨证与辨经相结合，才能透过复杂的临床症状、体征抓住其实质，达到治疗准确、疗效显著的目的。

## 二、阴阳为本，创交通任督二脉法

阴阳是中国古代哲学的一种特有的思维表达模式，是宇宙间一切事物都具备或可分化的属性，宇宙间一切事物的发生、发展和变化，都是阴和阳对立统一矛盾运动的结果。阴阳学说是医学理论的基础，贯穿在中医学理论体系的各个方面，用来说明人体的结构、功能，疾病的发生发展规律以及诊断和治疗。阴阳是中医的总纲。《素问·阴阳应象大论》中就说："阴阳者，天地之道也，万物之纲纪，变化之父母，生杀之本始，神明之府也。"人体疾病的发生、发展、变化，都是人体阴阳发展变化的外在表现。阴阳互根互生，阳依赖于阴而存在，阴同样依赖于阳而存在；没有阴就无以言阳，没有阳亦无以言阴；从经络系统的构成、命名、络属的脏腑、在人体的分布及经气的流注都能体现出阴阳的互根互生和阴阳相互融会的重要性。

经络系统中的十二经脉分为六阴六阳，并且阴阳经脉在四肢末端相互交会。十二经别、十五络脉分别在胸、腹及四肢部加强了阴阳经脉之间的联系。具有特殊作用的奇经八脉又对十二经脉的阴阳经气起到统率、联络和调节的作用。整个经络系统将人体连成了一个阴阳平衡的有机整体。从而使阴阳气血能在人体首尾相贯，如环无端，达到"阴平阳秘，精神乃治"的阴阳平衡状态。

由于疾病发生、发展、变化的内在原因是阴阳失调，任何疾病，尽管它的临床表现错综复杂、千变万化，但都可以用阴阳来解释说明。在《素问·阴阳应象大论》中就有"善诊者，察色按脉，先别阴阳"的记载。在辨证方面，有八纲辨证（阴阳、表里、寒热、虚实），八纲中阴阳为总纲。只有分清阴阳，才能抓住疾病的本质，做到执简驭繁。才能在治疗的时候做到"谨察阴阳所在而调之，以平为期"（《素问·至真要大论》）。

治疗的最终目的是要恢复阴阳平衡。在经络里要达到阴阳的平衡，就要交通阴阳经脉。针灸治病就是通过针刺来调整人体的阴阳。《灵枢·根结》中说："用针之要，在于知调阴与阳。调阴与阳，精气乃光，合形与气，使神内藏。"要调整人体经络的阴阳，就要抓住关键点，那就是任督二脉。督脉为阳脉之海，统督一身之阳气，上与神明之府的脑相连，下与生命之根的肾相通。人体的一切活动皆为阳气所主。所以，督脉之穴能调整一身之阳气。任脉行于人体前正中线，为阴脉之海，统领一身之阴气，与督脉共同构成一个阴阳循环的体系，是人身之乾坤。任督相通、经气汇合流通畅利，对于五脏六腑、十二经脉都起着重要的影响和治疗作用。它们的通畅平衡与否，直接关系着全身阴阳的平衡和协调。正如《参同契》中所描述的："人能通此二脉，则百脉皆通。"

郭老在临床治疗中，常选用任督二脉之风府、哑门、百会、人中、承浆、中脘、气海、关元、巨阙等穴位来调和阴阳，达到"阴平阳秘，精神乃治"之目的。特别是在治疗因任督失调，阴阳失和，气血逆乱所致的急性发作病证，采用交通任督二脉法，针刺人中、承浆、大椎等穴，常有针到病除之效。

## 三、治病求本，注重顾护脾胃之气

《内经》把"人以水谷为本""五脏者皆禀气于胃"作为立论的根据，强调脾胃功能在维持人体生命过程中的重要性，提倡以顾护脾胃之气为本。后世补土派代表性医家李东垣首创脾胃元气论，认为元气为健康之本，而脾胃是元气之根。金元四大家之一的李东垣在诊治大量脾胃病的基础上，著成经典传世著作《脾胃论》，书中提出了"人以脾胃中元气为本"的观点，指出了"阳气下陷，阴火上乘"的病机，创立了"甘温除大热"的治疗方法，确立了脾胃学说的地位，成为补土派的鼻祖。李东垣在他的著作——《脾胃论》中尊崇《内经》"人以水谷为本"的宗旨,以"人以胃气为本"的思想为基础,着力阐发"内伤脾胃,百病由生"的病机理论,倡导培补脾土、潜降阴火的治疗思想,形成系统的脾胃内伤病的辨证论治理论体系。其中的补中益气汤和调中益气汤一直沿用至今。《东垣针法》中所论述的"当以胃合三里穴中推而扬之,以伸元气"就是其培补脾土的思想在针灸临床上的体现。

郭耀康继承了前人"脾胃为本"的思想,并十分推崇这一说法,认为临证顾护脾胃至关重要。脾胃是人体受纳、腐熟水谷、吸收精微物质和维持生命的本源,故为水谷之海,后天之本,气血生化之源,脾胃的功能直接关系到人体气血的充盈与否。脾胃气盛则水谷得纳,生化有源,构成人体基本物质的气血津液才能充盈,脏腑、经络等组织器官才能得到濡养和滋润,人体脏腑、经络的生理活动才能正常,达到气血阴阳的协调平衡,即所谓的"阴平阳秘"。正气旺盛,疾病则无从发生,《素问·刺法论》就说"正气存内,邪不可干"。所以,顾护脾胃至关重要。

王乐亭老先生设计的"老十针",就是根据补中益气汤和调中益气汤益气升阳、健脾和胃的组方思想,结合经络理论创立的,主要用来治疗临床常见的胃肠病。郭老在继承王老先生"老十针"的基础上,结合自己的临床实践经验,在原来的穴位上加了三阴交和百会,进一步完善了脾胃为本思想在针灸临床上的应用。其中以足三里、三阴交、中脘、百会为主穴。

中脘：胃之募穴，又为腑会。任脉之穴，是手太阳、少阳、足阳明和任脉精气交会之处，因而能通达四经。所以，其有协调阴阳，温通腑气，调理中焦气机之功能。其功能相当于柴胡在补中益气汤中的作用。重在一个"调"字。

足三里：足阳明胃经之合穴，是经气最后汇合之处。足阳明胃经为多气多血之经，其功用也较为广泛，因此被历代医家所重视。针刺足三里既有健脾和胃、益气升清之功，又有降逆化浊、通调肠腑之效。故有"要想身体安，三里常不干""强壮穴"之说。王乐亭老先生也曾有"百病莫忘足三里"之说。足三里重在一个"补"字。

三阴交：肝、脾、肾三经之交会处，补脾兼补肝肾。脾统血，肝藏血，肾藏精，故此穴能肝、脾、肾兼顾，与足三里相配，一阴一阳，气血双调，阴阳双补，是补益之要穴。

百会：位于人身之颠，为督脉之极，诸阳之会，手足三阳经在此交接，并贯通于督脉而入于脑。五脏俞皆附于督脉而上颠顶，故又称"三阳五会""头气之街"，是回阳九针穴之一。既能培补阳气、升阳固脱。又能降逆泻火，醒脑安神。百会之功重在一个"升"字。

上述四穴相配能健脾和胃、调理气机、气血双补、镇静安神，可用来治疗一切气血虚弱之证，使生化有源，升降有道。此方补中有行，补而不滞，阴阳协调，滋阴生精之中不失温煦，益气升阳之中不失滋润。该针灸组方配伍讲究以阴阳为本、任督二脉为主，是脾胃为本等学术观点在针灸临床的具体运用。

上脘、下脘和中脘合称三脘。上脘穴位于胃之上口，属胃络脾，能开胃之受纳之门，使饮食水谷得以入胃。下脘位于胃之下口，是足太阴、任脉之会，能通调胃肠、益气降逆。三穴相配，能使胃之受纳、腐熟之功得以正常发挥。

气海：位于人身之下焦，又名丹田，为气之海。故能通调任脉，温固下元而助运化之机。与主穴相配，能使生化的气血运化有力，水谷之精微得以遍布全身。

天枢：足阳明胃经穴，居于神阙旁，为大肠之募穴。有分开水谷之糟粕，消积导滞之功。与主穴相配，能使清气上升，浊气下降，腑气得通。

内关：手厥阴心包经穴，与三焦经互为表里，八脉交会穴之一，通阴维脉。能调理三焦之气机，理气宽胸。与主穴相配，能使人体之气的升、降、出、入之功得以正常发挥。《素问·六微旨大论》："故非出入，则无以生长壮老已；非升降，则无以生长化收藏。是以升降出入，无器不有。故器者，生化之宇，器散则分之，生化息矣。"

这一组方的临证适用范围很广，不仅能用于脾胃病的治疗，而且可用于其他病的治疗，例如半身不遂、失眠、痛经、月经不调等慢性病。

## 四、取穴精准，选要穴重穴性配伍

郭耀康临证取穴精专，少则一二穴，多亦在十穴以内。认为只有选穴精当，才能达到效专力宏的目的。明代针灸家杨继洲在《针灸大成·头不可多灸策》论中强调"不得其要，虽取穴之多，亦无以济人，苟得其要，则虽会通之简，亦足以成功"。郭耀康时常告诫学生："用穴如用兵，选穴不当，不仅与病无补，反而戕伐有过。"他亦非常强调准确取穴，遵循"取五穴用一穴而必端，取三经用一经而可正"，认为准确取穴是取得临床疗效的基础。他常说"差之毫厘，缪以千里"。强调针刺前必以手指在腧穴处进行循摸、按压，来确定腧穴的正确位置，以利于准确进针。几十年来，他临证时每取一穴都要认真比量，精益求精，就连最常用的合谷、足三里亦是如此。

郭耀康强调要选取要穴，即关键穴、重点穴，既包括了特定穴，又包括经验穴和经外奇穴。他临证擅用八脉交会穴。八脉交会穴是指四肢通向奇经八脉的八个经穴，均分布在肘膝以下，是十二经脉经气与奇经八脉相通之处。

奇经八脉一名，最早见于《难经·二十七难》，其文说："脉有奇经八脉者，不拘十二经，何谓也？""然。有阳维，有阴维，有阳跷，有阴跷，有冲，有督，有任，有带之脉。凡此八脉者，皆不拘于经，故曰奇经八脉也。"又有"圣人图设沟渠，通利水道，以备不虞：天雨降下，沟渠溢满，当此之时，滂沛妄行，圣人不能复图也。此络脉满溢，诸经不能复拘也"。在《难经·二十八难》中对其作用和功能进行了概括性的描述："比于圣人图设沟渠，沟渠溢满，流于深湖，故圣人不能拘通也。"明代医家李时珍在《奇经八脉考》的总说中就对奇经八脉的生理功能言简意赅地指出："盖正经犹夫沟渠，奇经犹夫湖泽。正经之脉隆盛，则溢于奇经。"并且有关八脉的论述多散在于各个医书之中，简略而不详细，后世有关奇经八脉的功能论述都是在此基础上略有发挥。

奇经八脉中的任督二脉，分别循行于人体的前后正中线上，将分布于人体两侧的阴阳经脉的气血汇聚于此，构成人体阴阳基本的循环，也成为临床治疗阴阳失调的首选经脉。

郭老认为阴维、阳维、阴跷、阳跷四脉的传统理论虽没有阴阳表里关系，但从其经脉的循行部位和其所主的病证结合临床实践来看，他们之间是相互关联，并互为阴阳的，是在临床治疗选穴时必须考虑的。冲脉上至于头，下至于足，如阳经一样贯穿全身，成为气血的要冲，能调节十二经的气血。这几条经脉加强了全身上下的联系，贯通了人身上下之气血。分布于人体两侧的十二经脉的气血首先汇聚于阴维、阳维、阴跷、阳跷，再分阴阳气血，最后汇聚于任督二脉。而带脉犹如腰带，一能约束纵行的经脉，二能加强阴阳经脉的联系。

奇经八脉其主要作用概括起来主要体现在两个方面。一是增强了十二经脉之间的联系。二是对十二经的气血有蓄积和渗灌的调节作用。这两点功能都提示它们对经络系统有很强的调节作用。而其临床治疗作用主要体现在八脉交会穴的主治疾病之中。在多年的临床实践中，郭老认为要想应用好八脉交会穴，就必须对奇经八脉的功能有深刻的理解，掌握它在辨证治疗中的指导作用。奇经八脉的主要作用是在十二经脉作用的基础上，对经络系统功能的高度概括，所以它在调整人体阴阳气血方面起着关键作用。李梃在《医学入门》中有"周身三百六十穴，统于手足六十六穴，六十六穴又统于八穴"之说。

人体的经络系统如一同心圆，从外往内依次为十二经脉、阴阳维脉、阴阳跷脉、冲脉、带脉；任督二脉如圆之心，是经络系统运转的核心。

八脉交会穴是十二经脉经气与奇经八脉相通之处，也就成为调蓄经气之关。故窦汉卿在《标幽赋》中有"八脉始终连八会，本是纪纲"之说。八脉交会穴的主治除与其相联属的经络一致外，重点在调整全身的阴阳、营卫、气血和表里。郭老临证运用八脉交会穴往往一针中病。曾有一患者因左侧腰部疼痛1日就诊，郭耀康经询问得知其由于晨起锻炼时不慎扭伤，瘀血阻络，致局部经络气血阻滞，"不通则痛"。他认为腰之两侧疼痛，归足太阳膀胱经所主，后溪是八脉交会穴之一，通于督脉，又为手太阳之输穴，与其同名经的足太阳"同气相通"。遂取1寸半毫针直刺右侧后溪穴，采用泻法，一边以捻转泻法强刺激后溪穴，一边嘱咐患者调整呼吸，持续行针约1分钟后出针，不闭其针孔，令其气散。患者顿感左侧腰部疼痛消失，活动自如。

郭耀康还非常重视八脉交会穴的配伍使用。遵从窦汉卿的"流注八穴"之用，在运用八穴治疗疾病时，先针刺主病的穴位，如不能起效，再针刺与其相应的穴位。用针后应停针候气，使气机上下贯通，以提高疗效。如喉咙闭塞，可先取照海穴，后取与其相应的列缺穴，然后停针候气，使在下的照海与在上的列缺效应相合，以达到调气攻邪的目的。另外，八穴又通过正经和奇经与其他的脏腑、经络、组织、器官构成了联系，主治范围较为广泛。

在临床上，郭耀康在八穴两两配伍的基础上，加上适当的配穴，使其主治范围又有所增加。除治疗与其相联属的经络病之外，还可调理全身的阴阳、营卫、气血和表里气机。后溪通督脉，申脉通阳跷脉，常用的有后溪配申脉治疗脊柱强痛、颈项僵直等。

郭耀康认为穴位是疾病的反应点，也是治疗点。强调务必重视阿是穴的临床运用。孙思邈的《千金方》中含"有阿是之法，言人有病痛，即令捏其上，若里当其处，不问孔穴，即得便快或痛处，即云阿是，灸刺皆验"之论，认为人体的压痛点或病变局部或其他异常反应点皆可视为阿是穴。因此，针灸阿是穴可收到良好的疗效。

郭耀康临证还善用经验穴，如常用针刺内睛明穴治疗迎风流泪等目疾，极泉上穴治疗上肢疾患，鹤顶旁穴（鹤顶与髌骨内侧缘交点处）治疗膝关节疼痛以及止呃穴治疗呃逆等，均有立竿见影之效。

此外，郭老在临证还重视穴性分析和腧穴配伍。他认为人有五脏六腑，药有四气五味，经有阴阳表里，穴有奇正主次之分。穴有归经，经有所属，配伍则是在掌握穴位特性的基础上，根据疾病的寒热虚实，表里缓急，按照君、臣、佐、使的原则进行配伍取穴，使之达到较好的治疗效果。《针灸精义》中说："不知穴之配合，犹如癫马乱跑，不独不能治病，且有使病机变生他种危险之状态。"人有强弱，病有虚实，人的病情多复杂，非一穴能凑功，故要多穴相配，互相补充，全面兼顾。郭老在中医针灸学理论的指导下，结合多年的临床实践经验，形成了以任督二脉之穴和特定穴为主的选穴配伍思想。先将一些常用穴的功能、特点及配伍简述如下，便于临床应用。

人中：交通阴阳，醒神开窍，行气祛风。

人中又名水沟，天食人以五气而鼻受之，地食以五味而口受之，此穴位于鼻口天地之中，故名人中。与任督二脉交会之穴龈交内外相应，故有交通阴阳，醒神开窍之功，能开闭救急，行气止痛。为针灸科常用急救穴。与合谷相配，能治疗高热惊风，癫狂痫证。与太冲上下相配，人中开窍于上，太冲平逆于下，有平肝降逆、息风止痉之功，用于治疗肝气不疏、烦躁易怒、失眠等证。

百会：升阳举陷，安神定志，发散上跃之风。清实热。

百会位于人身之极，为诸阳之会，又称三阳五会，手足三阳之经在此交接，贯通于督脉而入于脑。五会是指五脏之俞都居太阳，而太阳又附于督脉而至颠顶。故为回阳九针穴之一。既能清泻诸阳而降逆，又能开提升阳。与风池、风府相配，能祛内外之风，调理气血，主治中风、头晕、癫痫、失眠健忘、手足抽搐等证。与太冲、涌泉相配，上起人身之至高处，下至人体之最低处，下引上泻，能降逆气，平肝阳，主治眩晕、头痛等证。与气海、长强相配，使阳气充沛，升之有源，主治一切气虚、阳虚及阴寒之证。

大椎：解表散寒，调和营卫之气，清三阳及脑髓之热。

大椎为三阳督脉之会，纯阳主表，能调太阳之气，故能宣通诸阳，解表清热于外，调和营卫，通经活络。为临床退热要穴之一。与曲池、合谷相配，解表之力大增，主治外邪束表、营卫不和之证。与长强上下相配，能补督脉之不足，主治脱肛、二便不通之疾。

风府：能祛周身内外风邪。

风府为阳维脉与督脉之会，是搜风之要穴。主治中风、头项强痛、膝关节痛、痉挛等证。

中脘：补中益气，调理中焦。

中脘又名太仓，为腑会，胃之募穴。胃之经气汇聚于此，胃是腐熟水谷的根源，为气血生化之源。李东垣曾说："气在于胃肠者，取足太阴阳明……胃虚而致太阴无所禀者，于足阳明募穴中引导之。"故中脘能调和五脏，补益气血，是治疗腹中疾病的要穴。胃气以降为顺，配以足三里能引胃气下行，降浊通滞。再辅以三阴交，滋阴健脾。三穴相配，补而不滞，阴阳协调，犹如方中之补中益气。且能用手法以泻热导滞，降浊升清。是治疗一切脾胃疾患以及心神不宁等气血虚弱疾病的主要配方。与大肠之募穴天枢相配，则能疏通腑气，水谷之精微和糟粕得以分开，积滞得除。与气之海的气海穴相配，能调任脉，温下元，以助运化之机。能治脾胃虚弱、遗尿、失眠等证，及泌尿生殖系统疾病。与八脉交会穴之内关相配，三焦条达则精微四布，故能和胃宁神，通调水道。主治水饮内停、心悸等证。

气海：补阳益气，温肾固精。

气海又名丹田，为气之海、元气之会，呼吸之根，为下焦之要穴。气化温煦之机皆由此而发，刺之既能温运脾胃，又能助膀胱之气化。气海偏于温阳，关元重在滋阴，中极善利下焦而调经养血。三穴相配，能温脾肾、调气机、利膀胱。主治脾肾不足、小便不利、经血不足之月经不调等证。与足三里、三阴交相配，阴阳两调，气血双补，后天得养，先天得济，为补益脾肾之要方。主治脾肾不足、中焦虚寒、阳痿、水气不化等证。

足三里：健脾益气，升清降浊，调理气血。

足三里为胃经之合穴。足阳明胃经为多气多血之经，胃又为后天之根本，水谷之海，五脏六腑皆赖以营养，故足三里有健脾益气，升清降浊，调理气血之功，治疗范围比较广泛。《针灸大成》中有"若要安，三里常不干"之说。王乐亭也说："百病莫忘足三里。"与内关相配，既能益气养血、宁心定志，又能清心除烦。与曲池相配能通达上下，调和营卫。故可主治恶寒、发热、恶心、呕吐、腹痛等证。与太冲相配，有平肝降逆，通经活血，清泻蕴热之功，主治烦躁易怒、头晕、胃痛等气逆及肝胃不和之证。与百会、风府相配，使升清有源，降浊有力，血行通畅，故能祛风散邪，醒脑安神，主治内外之风所致的头晕、言语不利、半身不遂、失眠健忘等证。

内关：安心神，利水道，清心热，开郁闭。

内关为手厥阴心包经穴，八脉交会之阴维脉之会。补之能养心血，安心神，通心阳，利水道。泻之能清心除烦。与巨阙相配，能行气通闭，调气降逆，主治心痛、癫痫、气闭等证。与膻中相配，重在调气，能开郁理气，主治胸痹、心痛等证。与三阴交相配，上下相应，交通心肾，水火既济则阴阳平衡。主治心肾不交引起的心悸、失眠、健忘等证。与神门相配，是治疗与心相关疾病的重要组方。

三阴交：滋阴健脾，益气养血。

三阴交为肝、脾、肾三条阴经之交会，故有阴阳双调，气血双补，肝、脾、肾兼顾之功，为补益之要穴，滋阴而不失温煦，益气之中不失濡润。与足三里共为补益之要穴。与神门相配，能养血安神，主治心血不足而引起的心悸、失眠、多梦等证。

曲池：行气血，通经络，调营卫。

曲池为手阳明经之合穴，阳明经为多气多血之经，又与肺经相表里，故有行气血，通经络，调营卫的功能。与合谷相配，能通经活络，散风泻热。与三阴交相配，一阴一阳，能调和阴阳营卫，既能清血中之伏热，又能清气分之热邪，主治发热、经闭、失眠等证。

合谷：清热解表，行气止痛。

合谷为手阳明经之原穴，其性轻清走表，上通头面，既能宣通上焦，清气分之热邪，又能行气止痛。与足三里相配，有补有泻，既能治疗腹胀、恶心等肠胃不和之证；又能治疗头晕、头痛之浊气上逆之证。与太冲相配，名为四关。所谓"关"者，乃门户之要，精华所聚。合谷属阳主气，太冲属阴主血，二穴相配，既能疏泻气血之不畅，主治癫病昏仆、头痛头晕等七情和肝阳上亢所致之病，又能祛风除湿、通经活络，主治周身关节疼痛。与复溜相配，止汗发汗，功效两全。

## 五、重视治神，倡无痛进针重补泻

郭耀康认为治神是针刺得气的关键，直接影响临床疗效。郭老无论在针刺前、进针时还是行针的过程中，都十分注重治神。强调治神必须始终贯穿针刺操作的全过程。

所谓"神"，有广义和狭义之分。广义的神，指人体生命活动的外在表现，狭义的神，指心所主之神志，是人的精神、意识、思维活动。人体的生命活动是以五脏为中心，以神为主宰，以经络为联系通路的一个有机整体。《素问·保命全形论》说："凡刺之真，必先治神。"《灵枢·官能》说："用针之要，勿忘其神。"这些都说明治神在针刺治疗中有极其重要的地位。

在针刺治疗前，郭耀康认为医患双方首先都应该安定神志。《千金要方·大医精诚》说："凡大医治病，必当安神定志。"《标幽赋》亦云："凡刺者，使本神朝而后入，既刺也，使本神定，而气随。神不朝而勿刺，神已定而可施。"医者应专一其神，意守神气，对病人认真负责，同时运用言语劝导患者，稳定其情绪，使之正确对待疾病，配合治疗，意守感传。针刺过程中，注意力应高度集中，郭老强调一但持针应"目无外视，手如握虎，心无内慕，如待贵人"。还要求"必一其神，令志在针"。同时要随时注意患者的神情变化，询问其感受，并嘱其仔细体察针下感觉。进针后的行针过程中，医者必须双目观察患者的神态和目光，使患者神情安定，促使得气。治神亦可守气行气，医者必须细心体察，慎守勿失。郭老告诫我们，得气后不可盲目提插或随意改变针尖部位，否则很容易使已经出现的得气感应消失。

郭老认为，不少患者因久病不愈，情绪低落，甚至对治疗失去信心。在这种情况下，只有调整好患者的情绪，使患者有一个稳定的心态，医患配合，安神定志，才能达到最佳的治疗效果。

郭老临证主张双手无痛缓慢捻转进针，认为押手在针刺过程中起到重要作用。《难经·七十八难》："知为针者信其左，不知为针者信其右。当刺之时，必先以左手压按所针荥输之处，弹而努之，爪而下之，其气之来，如动脉之状，顺针而刺之。"郭老指出进针前，要先用押手按压所要针刺穴位的局部，通过循、扪、按、揉等手法以宣导气行。进针时强调双手协调配合，押手拇指按压穴位，刺手以小于20°角斜刺缓慢捻转进针，旁人几乎很难看见毫针的捻转，不知不觉针已刺入，常令病人无疼痛感。郭老认为双手无痛缓慢捻转进针不仅可以减轻针刺的疼痛感，避免穴内组织和器官损伤，还有利于施行补泻手法，促使针刺得气。这对我们的临床实践有重要的指导意义。郭老的缓慢无痛进针手法，对小儿与怕针的患者更为适宜。

郭耀康认为临证时，应根据患者和病情的不同，采取相应的针刺补泻手法。平素用针，除遇有纯虚纯实证，单施补法或泻法，一般采用平补平泻手法。郭耀康强调补泻手法，宜合病机，切勿太过不及。郭耀康认为泻之太过能损正气，补之太过则恐敛邪气。对复式手法如烧山火、透天凉等，郭耀康强调要严格按要求操作，必须聚精会神地观察患者呼吸与捻转节律，不可错乱。

## 六、擅用大针，深刺督脉穴治顽疾

大针是特制的21号、长3～4.5寸的不锈钢针。郭老擅用大针治病，针刺手法精湛，师承于名医冯尚武老先生。临证擅用大针深刺督脉穴治疗癫、狂、痫、癔病性失语等证属实证的精神疾患，如以大针深刺风府穴治疗癔病性失语，深刺大椎、陶道治疗癫、狂、痫等证属实证的疾病，往往一两针就见效，疗效显著。

督脉为阳脉之海，统领一身阳气，调节阳经脉气。正如滑伯仁在《难经·本义》所指出的"督之为言都也，为阳脉之海，所以都纲乎阳脉也。"而且，纵观《素问·骨空论》及《难经·二十八难》所述，督脉不仅是阳经的总纲，也是各经脉的总纲，故王冰称之为"督领经脉之海"。郭老认为督脉的循行分布有其特点：既有正中的主要通道，又有两旁的支络。分支中，又通过足太阳以沟通各阳经，通过足少阴以沟通各阴经，两者都会合于"肾"。督脉内联脏器"肾""脑""心"，这是精、神、血气的会聚所在，被称为上、中、下"三元"，督脉即斡旋元气的通路。正如《针灸大成》督脉条所说"督任原是通真路"。

郭老将多年对督脉的理论研究与临床实践相结合，对大针治病不断探索创新。例如，他认为白疕等顽固性疾病往往病程长、易反复发作，且缠绵难愈，仅用一般的毫针治疗，恐难以奏效。而大针与平时所用的毫针相比，针身粗而长，通阳泻热效力更强，更适合治疗慢性顽固性疾病。郭耀康临证擅用大针深刺督脉诸穴，以身柱、灵台为主穴治疗白疕等顽固性疾病；以陶道、神道为主穴治疗不寐等疾病，不仅取得了显著的疗效，也丰富了大针的临床主治范围。

## 七、针灸为主，中药推拿各施所宜

《素问·异法方宜论》中有"其病皆为痈疡，其治宜砭石""其病生于内，其治宜毒药""其民乐野处而乳食，脏寒生满病，其治宜灸焫""其民嗜酸而食胕，故其民皆致理而赤色，其病挛痹，其治宜微针""其民食杂而不劳，故其病多痿厥寒热，其治宜导引按跷"。这就告诉我们，针灸、中药和推拿这几种治疗方法都有各自的适应证。

郭老在 50 多年的针灸临床工作中，虽然长于针灸，但却认为针灸、中药、推拿均有其特长，不能互相取代。临证应针灸、中药、推拿并用。郭老常常告诫我们，为医者要知晓各种治疗方法的特点，不仅要知其所能，亦要知其所不能，方能在临床上灵活运用。针灸和推拿的作用是从外到内，通过刺激人体体表的腧穴来达到治疗疾病的目的。针刺的主要功能是疏通经络、调和气血、调整阴阳。《灵枢·官能》说："针所不为，灸之所宜。"灸法有温经散寒、消瘀散结、防病保健等功效。其适应证以寒证、虚证、阴证为主，对患慢性病及阳气虚寒者尤宜。推拿功擅舒筋活络、理筋整复、活血祛瘀，其中，理筋整复之功是其他方法不能代替的。而中药是通过脾胃的吸收和运化，从内到外布散到全身来起到治疗作用的。

孙思邈在《千金要方》中云："若针而不灸，灸而不针，皆非良医也；针灸不药，药不针灸，尤非良医也。知针知药，固是良医。"历代许多医家都主张"杂合以治，各得其所宜"。这些都说明针灸、中药、推拿各有所长。多种治疗方法并用，其效果往往比单用一种方法好。

郭老认为临证灵活运用多种治疗方法，对提高临床疗效具有重要的意义。病有寒热虚实，其病机常常是错综复杂的。郭老提倡根据针灸、药物、推拿的作用特点和疾病的寒热虚实、病变部位，宜针则针，宜药则药，宜灸则灸，需合则合。郭老提出临证不可拘泥，应根据临床实际灵活运用，充分发挥各种疗法的优势和不同疗法的互补作用。要做到丝丝入扣、针药对证，从而最大限度发挥针灸、中药、推拿各自的优势，以期获得最佳的治疗效果。

郭老治疗疾病，常多种疗法并用。如治疗风寒外袭引起的腰痛时，首先运用温针灸，针后局部拔罐，同时配合中药内服或中药熏蒸，以祛风散寒、通络止痛，每获良效。对于颈腰椎疾患，郭老运用 CT 或 MRI 等西医诊疗手段，如检查结果提示患者患有椎间盘突出或膨出，施推拿治疗以整复腰椎。郭老多种治疗手法的联合运用，能有效地提高临床疗效。

郭耀康根据面瘫的中医不同证型和西医的分期，结合自己多年诊治面瘫的临床经验，潜心研制的用于治疗面瘫的面瘫复原胶囊（原名面瘫复原灵胶囊Ⅰ号）和面瘫复正胶囊（原名面瘫复原灵胶囊Ⅱ号），被山西省中医院研发成制剂，现已应用于临床二十余年，治愈了无数的面瘫患者，享誉全省。

面瘫复原胶囊由牵正散化裁而来，由白附子、全蝎、僵蚕、蒲公英、大青叶、败酱草、鱼腥草、防风、柴胡、白芷、黄芪、川芎等药物组成，具有疏风清热，益气活血之功效。用于治疗周围性面神经麻痹急性期，中医证属风热外袭型面瘫。症见：患侧口眼歪斜，伴有发热或微恶风，头胀痛，耳后疼痛，咽痛，口干，小便黄，大便秘结，舌质红，苔薄黄，脉浮数。

面瘫复正胶囊由补阳还五汤合牵正散化裁而来。由黄芪、党参、白术、当归、川芎、丹参、白附子、全蝎、僵蚕、白芍、地龙等药物组成。功擅益气活血，祛风通络。用于治疗周围性面神经麻痹恢复期和后遗症期，中医证属气虚血瘀型面瘫。症见：患侧口眼歪斜，伴面部麻木，面部不自主抽搐或口角倒错，面色无华，倦怠乏力，头痛，舌质淡暗或有瘀点，苔薄白，脉细涩。

面瘫复原胶囊和面瘫复正胶囊均是郭耀康为治疗面瘫而设，但二者适用的时期和证型却不相同。经多年临床实践的积累，郭耀康对本病病因病机认识不断深入，认为"邪之所凑，其气必虚"，故面瘫复原胶囊专治面瘫急性期的风热外袭型。此时病邪初入，邪气偏盛，正虚未甚。故治以疏风清热为主，辅以益气活血通络。方药由治疗面瘫之经方牵正散化裁而来，郭耀康在重用白附子、僵蚕、全蝎祛风通络以及蒲公英、大青叶、败酱草、鱼腥草清热解毒的同时，佐以少量的黄芪补中益气以扶正，临床屡获良效；面瘫复正胶囊治疗面瘫恢复期的气虚血瘀型。面瘫因日久不愈，正气亏虚，气虚不能行血，最终，经络瘀阻导致血瘀，气虚血瘀则面部筋脉肌肉失于濡养，弛缓不收，故治以益气活血为主，辅以祛风通络。方药由补阳还五汤合牵正散化裁而来。郭老在方中重用黄芪补益元气，党参、白术健脾益气及当归、川芎、丹参活血祛瘀通络的同时，佐以少量的白附子、僵蚕、全蝎祛风通络，为很多久治不愈的患者解决了疾病的困扰。两方中虽然都使用了牵正散和黄芪，但是由于疾病分期和不同时期病机的不同，所以其在处方中的用量和主次作用均不相同，体现了中医学"同病异治"原则，正所谓证异治亦异。

针对同一种疾病的不同时期和不同证型，制定不同的理、法、方、药，充分体现了郭耀康重视中医的整体观念、辨证施治和顾护脾胃的学术思想。

# 第二章　临证经验

## 第一节　白疕

白疕是皮肤红斑上反复出现多层银白色干躁鳞屑的慢性复发性皮肤病。西医称之为寻常型银屑病。本病男女老幼皆可患病，发病有明显的季节性。目前，本病的病因尚不完全明确，多数医家认为其发病可能与免疫因素有关。本病往往病程长，易反复发作，缠绵难愈。目前治疗本病的疗法颇多，但一般多为短期疗效，难以防止其复发。

郭耀康对针灸治疗白疕见解独特，有着丰富的临床经验。临证以运用大针针刺督脉之身柱、灵台为主治疗本病，取得了显著疗效。现将他运用针灸治疗白疕的经验总结如下。

### 一、病因病机及辨证分型

本病总由营血亏损，生风生燥，肌肤失养，经脉瘀阻而成。"邪之所凑，其气必虚"，郭老认为白疕的发生总以正气不足为本。"有诸内必形于外"，本病虽病变部位在肌肤，实则由里及表，与脏腑功能失调、气血失和、经络阻滞密切相关。本病分为血热、血躁和血瘀三型。

### 1. 血热型

皮损发展迅速，不断增多，颜色鲜红，筛状出血点明显，鳞屑多，瘙痒，层层鳞屑，刮去鳞屑有点状出血，伴见心烦易怒，口干躁，咽喉疼痛，小便黄，大便干结。舌质红，苔薄黄，脉滑数。

### 2. 血躁型

此时病情稳定，皮损不扩大，或有少数新发皮疹，皮肤干躁，病程较久，皮疹多呈斑片状，颜色淡红，干躁皲裂，自觉瘙痒，面色无华，体倦乏力，原有的皮损部分消退。舌质淡，少苔，脉沉细数。

### 3. 血瘀型

皮损肥厚且颜色暗红，皮疹反复不愈，多成斑块状，经久不退。舌质紫暗，或见瘀点，脉涩。

## 二、治疗方法

### 1. 针刺处方

郭耀康将理论与实践相结合，进行了多年反复认真的探索研究。临证从整体观出发，注重辨经和辨证相结合，以调整阴阳、调和气血、疏通经络、祛风止痒为总的治疗原则，以身柱、灵台、曲池、外关、合谷、足三里、血海、阳陵泉作为治疗白疕的主穴。同时根据中医辨证加减配穴：血热型加大椎；血躁型加膈俞、尺泽；血瘀型加耳背放血。并且随症加减，心烦、痒甚加大陵，口苦易怒加太冲，口干躁加三阴交。

### 2. 独特的大针手法

郭耀康治疗白疕针刺身柱、灵台两穴，使用自制的 21 号 3 寸大针，运用独特的大针手法而每获良效。郭耀康针刺时，首先嘱患者采用端坐垫胸式体位，用捻转进针法，进针时与皮肤成 90° 角，进针后以 45° ~ 60° 角斜向上方刺进，当针尖到达两椎骨棘突之间时，不捻转，改用缓慢推进法，慢慢向前推进，待针进入 1 寸左右，快要接触脊髓腔时，针身稍往外提后留针。此时协助病人改为仰卧位，再用常规毫针针刺曲池、外关、合谷、足三里、血海、阳陵泉等穴位，平补平泻，得气后留针 30 分钟。

### 3. 以督脉身柱、灵台为主穴治疗白疕

身柱、灵台两穴是郭耀康治疗本病的关键穴。第一，《素问·骨空论》："督脉者，起于少腹……贯脊属肾……入循膂络肾。"督脉为阳脉之海，统督一身之阳气，对全身阳气起统率、督领作用；第二，督脉联络到肾，肾为先天之本，肾气充足，则后天之本得养，脾胃健运，气血生化有源，气血运行畅通，人体正气充足；第三，身柱、灵台均为督脉之穴，分别位于背部的第 3、第 6 胸椎棘突下，与足太阳膀胱经第 1 侧线的

肺俞、心俞相近，为脊髓上段的感传带，直接作用于心肺感应区。心主血脉而肺主气，"诸血者，皆属于心""诸气者，皆属于肺""肺主皮毛""肺之合皮也，其荣毛也"。肌肤为一身之体表，依赖于肺气所宣发的卫气和津液的温养滋润，若肺气虚弱，则肌肤失养；心主血脉，心气推动和调节血脉循行于脉中，内灌五脏六腑，外濡四肢百骸、皮肉经筋，周流全身，发挥营养和滋润作用。两者相互协调，则气血调和，肌肤得以濡养，疾病乃去。郭耀康认为针刺身柱、灵台可起到调整阴阳，调和气血，疏通经络，通阳泻热，祛风止痒的重要作用。

## 三、验案举隅

◎ 案例 1

朱某，男，42 岁，于 2010 年 11 月 15 日主因"遍身红斑连片、覆盖银白色鳞屑 3 年，加重 2 月"就诊。3 年前患者双肘关节处出现红色丘疹，破损后出现红斑，覆有银白色鳞屑，瘙痒难忍。渐至双下肢、胸背部出现散在的红斑片，并覆盖银白色鳞屑。经中西医治疗病情好转。3 年来病情反复发作，虽多方求治，一直未愈。近 2 月病情加重，遂来就诊。现症：四肢、胸背部多处红斑连片，覆盖银白色鳞屑，皮肤增厚、角化，瘙痒，口干，小便黄，大便干燥，2 ~ 3 日一行。舌质红，苔黄腻，边有齿痕，脉数。

诊断：白疕。

辨证：血热型。

治疗：先以大针针刺身柱、灵台，再以毫针针刺大椎、曲池、外关、合谷、足三里、血海、阳陵泉、大陵、三阴交。针刺 3 次后脱屑减少，角化部位渐软，瘙痒减轻，效不更方，5 次后诸证明显减轻，继续如前治疗，共治疗 35 次痊愈。

◎ 案例 2

李某，女，12 岁，2012 年 7 月初诊。主诉：全身散在性红斑脱屑伴瘙痒 3 年，加重 1 月。患者于 9 岁时出现全身散在性红斑脱屑伴瘙痒，以双下肢为甚，皮肤增厚，红斑连成片，苔藓样变，皮损大如鸡蛋，小如黄豆，经多处诊治，未见明显好转。近 1 月来学业压力大，病情加重，遂来诊。现症：身体瘦弱，全身散在红斑脱屑伴瘙痒，双下肢皮肤增厚，红斑连成片，苔藓样变，覆盖银白色鳞屑，以棉签刮之，可见点状出血，皮损大如鸡蛋，小如黄豆，瘙痒夜间加重，纳呆，难以入睡，口干，情绪易波动，小便黄，大便干，1 ~ 2 日一行。舌胖大，边尖红，有齿痕，舌苔中后部腻微黄，脉弦细。

诊断：白疕。

辨证：阴阳不调，血热生风，脾虚湿蕴，郁而化热。

治疗：取身柱、灵台、水分、曲池、外关、大陵、合谷、足三里、血海、阳陵泉、三阴交、行间。自血疗法：曲池、血海、三阴交，每次选择一穴，抽取肘部静脉血 4mL，每侧穴位注射 2mL，三穴交替使用。以上治疗每周 3 次。针刺 3 次后角化部位渐软，皮损变薄，红斑颜色变淡，脱屑减少，治疗 3 周后症状改善明显，治疗的次数改为每周治疗 2 次，3 月后全身散在红疹基本消失，小腿部皮疹局限为蚕豆大小，呈淡红色，皮损较前明显变薄，瘙痒感明显缓解，夜间偶有少许瘙痒感。嘱患者清淡饮食，避免食用生冷、辛辣刺激、海鲜发物等食物。

## 四、小结

案例 1 患者证属血热型，故郭耀康治以调整阴阳、调和气血、清热凉血、祛风止痒。督脉之身柱、灵台可调整阴阳、调和气血、通阳泻热、祛风止痒；大椎为督脉和诸阳经交会之处，能疏通督脉，调整和振奋诸阳经气，以促进全身的气血运行，又可加强清热凉血之效；大肠和肺相表里，取大肠经之曲池、合谷以清热祛风、通调腑气、条畅气血；合谷、外关可通经活络、疏通气机，风从表解而祛风止痒；足三里为足阳明经的合穴，可健脾益胃，脾胃强健则气血旺盛，肌肤得以濡养；曲池、足三里有清泻阳明积热，疏经通络、调和气血、健脾除湿之功；血海具有清热凉血之功效；阳陵泉能疏利肝胆，调和气血；诸痛痒疮，皆属于心，大陵具有宁心安神止痒作用，三阴交健脾调营，使营卫调和。诸穴合用，使白疕从根本上得到治疗。

郭耀康认为"正气存内，邪不可干""治外必本诸内"。脾胃为后天之本，气血生化之源，针刺足三里可健脾和胃、扶正固本,从中体现出他临证重视顾护脾胃之气的学术思想。

郭耀康所用的大针,和平时所用的毫针相比,针身粗而长,调整阴阳、调和气血、通阳泻热、祛风止痒效力更强,对于治疗白疕这种反复发作、缠绵难愈的顽固性疾病,疗效尤为突出。笔者在自己的临床实践中,发现大针针刺督脉的疗法如果运用恰当,不仅对白疕有明显的疗效,而且对牛皮癣、荨麻疹等顽固性皮肤疾病都有较好的治疗效果。

案例2患者证型相对复杂,虚实夹杂,结合自血疗法以调理气血、协调阴阳。《会元针灸学》曰:"灵台者,心灵之台也。上有心俞,下有膈俞,中有黄脂膏垒如台,其两旁为督脉之所系,阳气通其中,心灵居上,故名灵台。"灵,神也,指心的功能。台指高台与号令之处。中医学理论认为,心为君主之官,神明出焉,灵台穴为心神居住与行使职能之所,本穴作用亦与心和神志相关,又"诸痛痒疮皆属于心",故可用灵台穴治疗皮肤疾病。

身柱、灵台、水分三穴共奏交通任督、调和阴阳之功。身柱、灵台均为督脉之穴,经穴之气与足太阳膀胱经第1侧线的肺俞、心俞相通,心主血脉,肺主气,又主皮毛,针刺身柱、灵台可调整阴阳、调和气血、疏通经络、通阳泻热、祛风止痒。水分位于脐上1寸,任脉经气发于皮下,而为水分,下为神阙,先天之神所出入之道,经气运行并聚集此处,为任脉要穴,三穴同用,可交通任督,调和阴阳,同时水分还有分流水湿的作用。

曲池、外关、血海、三阴交共奏凉血祛风之效。曲池为手阳明大肠经穴，大肠经与肺经相表里，肺主皮毛，故可清热解表，散风止痒，该穴又位于肘部，乃经气运行之大关，能通上达下，通里达表，是表里双清之要穴，还可消肿止痛，调和气血，疏经通络；外关为八脉交会穴之一，通于阳维，又为三焦经络穴，联络心包经，《难经·二十九难》言："阳维为病，苦寒热"，用之有和解少阳、除热散风的作用；血海有清热祛瘀凉血的作用；三阴交为肝脾肾三经的交会穴，可活血化瘀，调补三脏，疏通经络。

足三里为健脾强壮要穴，可达扶正祛邪之功；取阳陵泉清热化湿之效；大陵为心包经的输（土）穴，可泻火祛湿；合谷、行间开郁清热。

自血疗法全称自体血穴位注射疗法，也称经络注血疗法。自血疗法的作用包括自体血成分的作用、针刺穴位的治疗作用和放血疗法的作用。静脉血中所含的抗体、激素、微量元素及酶类等多种成分，注入体内后，诱导机体产生一系列的免疫反应，调节内环境，改善高敏感状态以及缓解局部炎性反应。血属精微物质，气味咸、平，主于心，藏于肝，统于脾，布于肺，根于肾，有规律地运行于脉内，发挥濡养全身的作用。《难经·二十二难》概括为"血主濡之"。《黄帝内经》中有"络刺者，刺小络之血脉也""菀陈则除之者，出恶血也"等相关记载。放血疗法可疏通气血、驱邪外出。自血疗法兼具自体血、针刺和放血疗法的部分作用，可以发挥调理气血、调和阴阳的作用。

经多年的临床研究，郭耀康认为情志不畅亦是诱发本病的重要原因，因此患者应调畅情志，避免精神刺激，生活作息规律，预防感冒。同时还应注重患者的饮食调护，多食新鲜蔬菜、水果，忌食辛辣刺激性食物及羊肉、海鲜等腥膻发物，戒烟酒。进行期应避免刺激性药物，忌热水洗浴，强调患者应注意局部卫生，避免抓破及洗烫，防止感染。适当进行体育锻炼，提高自身免疫力。

目前，对银屑病的治疗仍以药物治疗为主，因本病病程长，容易复发，患者一般需要长期服用药物，往往容易引起高血压、糖尿病、消化性溃疡、药物性肝炎等疾病。而郭耀康采用针灸治疗本病，既避免了上述情况的发生，且疗效满意，复发率低，操作简便，安全无毒副作用，费用低廉，病人更易于接受，值得推广。

## 第二节 暴聋

暴聋指突然丧失听觉，亦称卒聋或卒耳聋，系指耳内骤感胀闷堵塞，听力急剧下降的耳病，是耳鼻咽喉科急证之一，其相当于西医的突发性耳聋。《黄帝内经》："暴聋气蒙，耳目不明。"《左传》："耳不听五声之和为聋。"《释名》："聋，聋也，如在蒙笼之内，不可察也。"

经多年的临床实践，郭耀康采用针灸加中药，中西医结合治疗暴聋，取得了很好的临床疗效。现将他治疗暴聋的临床经验总结如下。

## 一、病因病机及辨证分型

中医学认为，本病多因风热邪毒由口鼻而入，侵袭胆经，阻滞经气，致耳窍闭塞不通而听力剧降；亦有因情志过极，肝失疏泄，郁而化火，循肝胆经脉上窜耳窍，发为暴聋。

现代医学认为，突发性耳聋的发病原因及发病机制尚不明确，多认为与病毒感染、肿瘤性病变、自身免疫性疾病、药物中毒、内耳缺血等因素相关。精神及心理因素等被认为是常见的诱发因素。

中医辨证可分为：

1. 风邪外犯证：多因外感风寒或风热，突发耳聋，伴鼻塞、流涕，或有头痛、耳胀闷，或有恶寒、发热、身痛。舌质红，苔薄白，脉浮。

2. 肝火上炎证：情志抑郁或恼怒之后，突发耳聋，耳鸣如潮、如风雷声，伴口苦口干，便秘尿黄，面红、目赤，夜寐不安，胸胁胀痛，头痛，眩晕，舌红，苔黄，脉弦数。

3. 痰火郁结证：饮食不节，过食肥甘厚味，使脾胃受损，或忧思过度，伤及脾胃，致水湿不运，聚而生痰，久则痰郁化火，壅闭清窍，耳聋耳鸣，耳中胀闷，头重头昏，见头晕目眩，胸脘满闷，咳嗽痰多，口苦或淡而无味，二便不畅。舌红，苔黄腻，脉滑数。

4. 血瘀耳窍证：跌仆爆震、陡闻巨响或肝气郁结，伤及气血，气机不畅而使血瘀，耳聋突然发生，并迅速发展，常伴耳胀闷感或耳痛，耳鸣不休，或有眩晕。舌质暗红，脉涩。

5. 气血亏虚证：久病、外伤或过于劳倦则气血生化乏源，不能上奉于耳，耳窍经脉空虚，听力下降，每遇疲劳之后加重，或见倦怠乏力，声低气怯，面色无华，食欲不振，脘腹胀满，大便溏薄，心悸失眠，舌质淡红，苔薄白，脉细弱。

## 二、治疗方法

郭耀康认为取穴以局部为主，配伍远端及辨证选穴。主要局部穴位有听宫、听会、翳风、耳门四穴，可轮流选用 1 ~ 2 穴。

1. 局部选穴：耳门、听宫、听会、翳风等。

2. 远端选穴：中渚、外关、太冲、合谷、阳陵泉等穴。

3. 辨证取穴：疏风散邪配外关、合谷、曲池、大椎；清肝泻火配太冲、太溪、丘墟、中渚；化痰利湿配丰隆、水道；活血祛瘀配膈俞、血海；气血亏虚配气海、脾俞、足三里。

## 三、验案举隅

◎ 案例 1

王某，男，36 岁，主因"右耳听力下降 3 天"于 2021 年 2 月初诊。患者平素劳累过多，情志时有不畅，3 天前因情绪激动突然出现右耳听力下降，不伴耳鸣，伴有头晕，口干口苦，不伴耳内闷塞感，无头痛，纳可，夜眠差，大便正常，小便黄。舌红，苔黄腻，脉细。检查：双耳外耳道通畅，外耳道无异常分泌物，双耳瑞内试验：气导＞骨导。韦伯试验：振动传向左侧，右耳听力下降。

诊断：暴聋。

辨证：肝火上炎。

治疗：清肝泻火，活血通窍。风池（右）、翳风（右）、百会、四神聪、完骨（右）、率谷（右）、头维（右）、耳门（右）、听宫（右）、合谷（双）、太冲（双）、中渚（双）、外关（双）、曲池（双）、阳陵泉（双）。针用泻法，留针30分钟，期间行针1次，15日为一疗程。放血疗法：右侧耳尖，三日1次，五次一疗程。一个疗程后，患者情绪平稳，听力好转，3个疗程后，基本恢复。

◎ 案例2

刘某，女，39岁，主因"右耳听力下降伴耳鸣3年，加重1周"于2021年5月初诊。患者右耳听力下降，耳鸣，伴耳内闷塞感，无头晕恶心，无头痛，口干口苦，眼干涩，左侧肩颈酸困，纳可，眠可，大小便正常。舌暗红，苔剥脱，有裂纹，脉沉细。检查双耳瑞内试验：气导＞骨导，右耳听力下降。

诊断：暴聋。

辨证：气血亏虚。

治疗：（1）头皮针针刺：百会、四神聪等；（2）项针针刺：风池、风府等；（3）体针针刺：耳门、听宫、听会、中渚、足三里、阳陵泉、血海、三阴交、太冲等；（4）腹针针刺：关元、气海、中脘。以上治疗每日1次，每次30分钟，15日为一疗程。一疗程后，患者神志清楚，右耳听力下降较前好转，耳鸣减轻，伴耳内闷塞感，无头晕恶心，无头痛，纳可，眠可，大小便正常。舌暗红，苔白，脉沉细。

## 四、小结

耳位于头面部，是清阳之气上通之处，属"清窍"之一，其主要生理功能是司听觉、主位觉及助平衡。耳司听觉是指耳有闻知声音，听辨语言的生理功能，耳为听会，主纳五音，耳藏听神，与元神相通，可使耳感知声音，产生听觉。耳为阳窍，喜温恶寒，喜通恶滞，以通为用，通则耳聪而纳声，耳性属水，喜清而厌浊，喜静谧而厌躁动，耳窍清、静则纳声聪敏，反之则鸣晕不已，听觉失聪。耳司听觉、主位觉及助平衡功能的正常发挥，有赖于机体周身气血的正常运行，一旦气滞不行，血脉瘀滞则可致耳窍经脉痞塞，失其清空之态而不能纳音，出现暴聋。

耳与肾、心的关系较为密切，与手少阳三焦经、足少阳胆经和手太阳小肠经也相联系。五脏对耳职司听觉的功能有别，即肾主听音，心主辨音，肺主感音，肝主传音，脾主储音。耳主闻听辨感及储音的生理功能须赖经气的灌注和经脉运行气血以温煦濡养，故耳窍内与脏腑相通，外与六经相连，为宗脉之所聚，所谓"十二经脉，三百六十五络，其气血皆上于面而走空窍……其别气走于耳而为听"。

凡手足六经相通，其经络和腧穴在耳的听觉功能上起着整体的生理调节作用。肾开窍于耳，心寄窍于耳。心属火，肾属水，心火肾水互济互调，则"清净精明之气上走清窍，耳受之则听斯聪矣"。耳与肝胆脾等也有一定联系。肝主疏泄而其性升发，疏泄适度，则清阳得升，清窍得养。肝与胆相为表里，足少阳胆经循行耳之前后，并入耳中，正如《素问·脏气法时论》中所说"厥阴与少阳，气逆，则头痛，耳聋不聪颊肿"。

郭耀康提出，耳虽是局部器官，但与五脏六腑皆有关联，不能离开整体而孤立地发挥作用。郭耀康认为案例1中，患者平素劳累太过，加之情志不畅，肝气郁而化火，上扰清窍，故见听力下降、头晕。舌红，苔黄腻，脉细，亦为肝火上炎之象。取局部穴以活血通窍，针刺泻法配合耳尖放血以泻火。

案例2中，患者平素倦怠疲乏，面色无华，语声低微，属气血亏虚之证，不能上荣清窍，故见右耳耳鸣，伴耳内闷塞感。舌暗红，苔剥脱，有裂纹，脉沉细，为气血亏虚之象。治以补益气血，聪耳明目。针刺关元、气海、中脘以补中益气；百会、四神聪以醒脑开窍；足三里、阳陵泉、血海、三阴交、太冲补益气血，疏通经络。

# 第三节 不宁腿综合征

不宁腿综合征，又称不安腿综合征，是一种常见的感觉运动障碍性疾病，通常在夜间睡眠时出现双下肢极度不适感导致睡眠剥夺，为临床常见的神经系统感觉运动障碍性疾病。传统中医学无"不宁腿综合征"的确切命名，中医学根据其主要临床表现将其归入"痹证"范畴，明代薛己《内科摘要》："夜间少寐，足内酸热。若再良久不寐，腿内亦然，且兼腿内筋似有抽缩意，致两腿左右频移，辗转不安，必至倦极方寐。"与本病的临床表现十分相像。

郭耀康采用针灸、平衡罐、局部放血拔罐治疗不宁腿综合征，取得了很好的临床疗效。现将他治疗不宁腿综合征的临床经验总结如下。

## 一、病因病机及辨证分型

### 1. 从少阳厥阴论治

郭耀康认为，不宁腿综合征的临床表现，如平卧安静时肢体抽动感加重，同时伴有肢体感觉异常等症状，与《金匮要略》中对血痹的论述"卧不时动摇……如风痹状"较为符合。文中明确指出，血痹的症状类似风痹，同时，《黄帝内经》中也提到五脏痹的临床表现，"肝痹者，夜卧则惊"，与本病夜里加重、患者情绪不安、辗转难眠而相符合。故论治时，当以治风气为中心，肝为风木之脏，针刺时当从厥阴论治。同时，本病的病机关键在于经脉气血的运行失常。《素问·阴阳离合论》云："太阳为开，阳明为阖，少阳为枢。"枢，即为枢转，是来往气机交会之处，少阳作为人体经气的枢纽，开阖之间，枢是关键的限制性通道。故在论治时取少阳主枢的特性，通过枢转少阳，驱邪外出。

### 2. 从神志气血论治

郭耀康在《内经》形与神俱的学术思想指导下，临床治疗不宁腿综合征时注重形神共养，一方面针刺时注重补益，调和气血；一方面注重安神定志。多神门、内关二穴共用，以平抑上亢之气，调其情志，使心情安宁，一方面帮助夜间睡眠；另一方面，减少因心神不安而扰动的邪气，帮助气血运行正常。

### 3. 从太阳论治

郭耀康认为，太阳为人身之藩篱，固护人体肌表，统摄营卫而内应皮毛。若太阳气不受邪则不为痹，所以当体内正气不足，太阳卫外功能降低，外感六淫邪气则发为本病。所以，郭耀康在治疗不宁腿综合征时，注重通过多种手法激发太阳经气，从而调动人体阳气，驱邪外出。

## 二、验案举隅

◎ 案例 1

王某，女，63 岁，2019 年 7 月 1 日初诊。

主诉：间断双下肢酸胀不适伴抽动 4 月余。

现病史：患者平素烦躁易怒，4 个月前与家人争吵后每于夜间入睡时出现双下肢酸胀不适，无处安放，难以名状，不堪忍受，伴有不自主抽动，拍打、按揉及活动双下肢后症状可减轻，短暂缓解后继而复发，安静及夜间平卧时加重，严重影响睡眠。患者曾就诊于各大医院，诊断为"不宁腿综合征"，予口服卡马西平、黛力新、阿普唑仑等药物治疗，症状改善不明显，遂到我科就诊。现症：双下肢酸胀麻木，无处安放，难以名状，伴不自主抽动。白天症状减轻，安静及夜间平卧时加重，神疲乏力，焦躁不安，纳可，寐欠安，夜间入睡困难，睡眠持续时间小于 2 小时，二便调。舌暗红，苔黄腻，脉弦。

辅助检查：血、尿常规正常，血清电解质、血脂、血糖正常，肌电图、头颅核磁检查未见异常。

西医诊断：不宁腿综合征。

中医诊断：血痹。

辨证：瘀血阻络。

治疗：疏通经络，活血化瘀。

针刺治疗：顶旁 1 线、风市、阳陵泉、足三里、委中、蠡沟、三阴交、神门、内关。平补平泻，得气后留针 30 分钟，每日治疗 1 次，7 次为一疗程。

背部膀胱经行游走罐＋闪罐＋坐罐疗法（选穴：心俞、膈俞、肝俞、胆俞、胃俞、三焦俞、肾俞），三日 1 次，以疏通背部经络。

下肢局部放血拔罐（选穴：委中、承山、风市、秩边），三日 1 次，每次选 2 穴进行操作，以疏通下肢经络。

治疗一疗程后，患者双下肢酸胀感较前明显减轻，睡眠较前改善，每晚睡眠时间可达 4 小时。治疗两个疗程后，患者双下肢不适感消失，每晚睡眠时间可达 6 小时。电话随访 2 次，患者双下肢不适症状未再发作。

◎ 案例 2

孙某，男，55 岁，2019 年 9 月 15 日就诊。

主诉：左下肢灼热感、蚁行感伴不自主活动 8 个月。

现病史：患者于 8 个月前因劳累后出现左下肢灼热感、蚁行感，随之出现不自主活动，并伴心烦，夜间不能入睡，严重时需捶打、活动左下肢或用凉水泡脚方可缓解。发病后曾就诊于多家医院，给予镇静剂、降压药、活血化瘀药等治疗无效，前来就诊。现症：左下肢灼热感、蚁行感，不自主活动，入夜尤甚，伴心烦、头晕、耳鸣，纳可，寐欠安，二便调，舌质红，苔少，脉弦细数。

辅助检查：血、尿常规检查各项指标正常，血脂检查各项指标正常，血液流变学检查基本正常，头颅 CT 未见异常。

西医诊断：不宁腿综合征。

中医诊断：血痹（肝肾阴虚）。

治疗：滋补肝肾，疏通经络。取双侧肝俞、肾俞、太溪、三阴交、内关、神门；顶旁1线，左侧风市、阳陵泉、足三里、委中、蠡沟。肝俞、肾俞、太溪、三阴交均用提插捻转补法，余穴平补平泻，针刺得气后留针30分钟，每日治疗1次，7次为一疗程。

治疗5次后，患者左下肢灼热感较前减轻，睡眠较前改善；治疗10次后，患者左下肢蚁行感、灼热感较前明显减轻，睡眠较前明显改善。治疗15次后，患者左下肢抽动及不适感消失。电话随访1次，患者左下肢不适症状未再发作。

## 三、小结

不宁腿综合征是一种常见的感觉运动障碍性疾病，通常在夜间睡眠时出现双下肢极度不适感导致睡眠剥夺，为临床常见的神经系统感觉运动障碍性疾病。其核心症状是患者在白天静息状态或夜间睡眠时出现双下肢难以形容的不适感，常被迫捶打、活动双腿或下床走动才能缓解，严重影响睡眠质量。疾病的反复发作使患者产生明显焦虑、抑郁、惧怕睡眠，为了控制自己的睡眠，夜间临睡时精神紧张度往往会增加，常伴有睡眠时相延迟综合征。

郭耀康认为，本病是因感受风寒湿邪气或者内伤积损，使营卫气血运行失常，经气失调，经脉痹阻，脏腑功能失调，营血运行紊乱，四末皮肤分肉失于濡养，日久精血亏虚，经络虚空，筋脉气血不足，邪气独留不去，与营卫之气互搏于四肢腠理之间，导致四肢肌肉的感觉异常和异常抽动，进而影响日常活动，严重影响睡眠质量。

案例1中患者平素情志不遂，郁怒伤肝，气机不畅，瘀血内生。肝为风木之脏，主一身之筋，主藏血，风性善行而数变，没有定所，邪久留筋骨肌肉，营血逆乱亏虚，则肝脏的气机受到影响，表现出时发时止，症状游走多变的征象。瘀阻位置不定，新瘀在肌肉，久瘀在筋骨，故可见异常感觉性质不定，血瘀则为刺痛，以湿为主则为蚁行感、蠕动等，蕴热可见蚁行和烧灼感，热甚可见撕裂感。在里之邪气性质复杂，故患者的感觉难以形容。因其经络血脉瘀阻，故邪气郁于内而不得外行，甚则出现肌肉异常跳动、抽搐。邪气在内扰动，则神气亦不得安宁，产生强烈急迫的渴望屈伸肢体肌肉的感觉，并导致过度活动如翻来覆去、到处走动。同时本病因经气血脉不通，营血供养日减，心神失养，故人多神情焦虑，再加邪气扰动，心神无所倚凭，情志多发急躁、忧愁。经脉不畅，营血亏虚，心神失于濡养，则夜晚不得安眠。针灸治疗旨在疏通经络，活血化瘀。

案例2中患者肝肾之阴不足，易致阴血亏虚，阴血不足，筋骨失养，而出现下肢灼热感和蚁行感；肝肾之阴不足，不能制约肝阳，肝阳化风而致下肢不自主活动。此病之本在下焦肝肾阴虚，治以滋补肝肾，疏通经络。

顶旁1线，在头顶部，督脉旁1.5寸，从膀胱经通天穴向后引一条长1.5寸的线，主治腰腿痛病证，如瘫痪、疼痛、麻木等。针刺此穴区可以改善该部位脑部血液循环，调整局部血流供应状况，提高大脑高级中枢的兴奋性，对下肢有直接调整作用；风市，足少阳胆经穴，市意为市集，喻为汇聚，内风或者外风扰动四肢经气时，在下肢常聚集于此处，故为足少阳胆经的祛四肢邪风的要穴；阳陵泉又名筋会，为足少阳胆经之合穴，胆下合穴，八会穴之筋会，针刺此穴，可柔筋养筋、舒利关节，缓解肌肉痉挛而致的疼痛，是治疗筋病的要穴，常用于下肢筋病；足三里为足阳明胃经合穴，胃经下合穴，有调胃和中、助运化滞、补中益气的功效，针刺此穴，能够调理脾胃，补益气血，调畅气机；委中，又名血郄，属足太阳膀胱经合穴，具有舒筋活血、散痹通络的作用；蠡沟是足厥阴肝经的络穴，与足少阳胆经经气相通，针刺该穴可平调二经气血；三阴交为足三阴经的交会穴，可通调足三阴经气血，消除瘀滞；太溪为肾经原穴，与三阴交合用，具有滋补肝肾的作用；内关为手厥阴心包经络穴，亦为八脉交会穴，通于阴维脉，神门为手少阴心经输穴、原穴，两穴相配，具有宁神定志的作用；肝俞、肾俞为背俞穴，二穴合用，可滋补肝肾之阴；诸穴合用，共奏疏通经络，活血化瘀，滋补肝肾之效。

《灵枢·经脉》记载足太阳膀胱经主筋所生病，从颈项下至脚踝走行足太阳膀胱经的经脉和经筋，是人体十二经筋中最大的一部分。经过身体不同的功能区域，从解剖结构基础上也可以发现，足太阳膀胱经表现出的疾病症状大部分以筋病为主，同时足太阳膀胱经背部第 1 侧线上分布相应脏腑的背俞穴，在背部第 2 侧线上则横向对应排布着五脏所主神志的腧穴，故足太阳膀胱经不仅能够改善不安腿综合征的肢体症状，也能通过对情志的调节来改善睡眠质量。然而不安腿综合征涉及脏腑多，病位广，病情表现多变，情志变化不易掌握，需通调太阳，故在背部膀胱经行游走罐＋闪罐＋坐罐疗法，以疏通背部经络，通调太阳。同时在下肢局部刺络放血以祛瘀，拔罐以祛邪，通过多种方法来激发太阳经气，从而调动人体阳气，驱邪外出。

# 第四节　癫痫

癫痫是由不同病因导致脑部神经元高度同步化异常放电所引起的、以短暂性中枢神经系统功能失常为特征的慢性脑部疾病，是发作性意识丧失的常见原因。临床以突然意识丧失，发则仆倒，不省人事，强直抽搐，口吐涎沫，两目上视或口中怪叫为特征。移时苏醒，一如常人。发作前可伴眩晕、胸闷等先兆，发作后常有疲乏无力等症状。因异常放电神经元的位置和异常放电波的范围不同，病人可表现为感觉、运动、意识、精神、行为、自主神经功能障碍。每次发作或每种发作的过程称为癫痫发作。相当于中医的"痫证""羊角风"或"羊癫风"。

本病为针灸科疑难病种，郭耀康经多年的临床实践，采用针药结合治疗癫痫，取得了很好的临床疗效。现将他治疗癫痫的临床经验总结如下。

## 一、病因病机及经络辨证

### 1. 病因病机

现代医学认为，无论是何种原因引起的癫痫，其电生理改变是一致的，即发作时大脑神经元出现异常的、过度的同步性放电。其原因为兴奋过程过剩、抑制过程衰减和（或）神经膜本身的变化。不同类型癫痫的发作机制可能与异常放电的传播有关：异常放电波及双侧脑部，则出现全面性癫痫；异常放电在边缘系统扩散，引起复杂部分性发作；异常放电传至丘脑神经元被抑制，则出现失神发作。

中医学认为本病病因与七情失调、先天因素、脑部外伤、六淫之邪、饮食失调或患他病后脏腑受损等有关。基本病理变化为痰、火、瘀为内风触动，导致脏腑功能失调，痰浊内阻，气血阴阳逆乱，风痰内动，清窍蒙蔽而发病。病理属性总属本虚标实。痫证与五脏均有关联，但主要责之于心。

### 2. 经络辨证

郭耀康认为本病与任督二脉密切相关，阴阳逆乱，阳升风动，痰阻清窍为本病的主要病机，督脉为"阳脉之海"，统督一身之阳气，任脉为"阴脉之海"，总任一身之阴经。因此，精准使用任督二脉之经穴，可达交通任督，调和阴阳，息风开窍之功效。

## 二、治疗方法

郭耀康认为癫痫的治疗总则为调和阴阳、息风开窍。针刺选穴分别以任脉与督脉腧穴为主，选用两组穴位，第一组取穴：百会、印堂、人中、鸠尾、中脘、气海、神门、内关、合谷、足三里、太冲；第二组取穴：百会、风池、大椎、身柱、灵台、肝俞、脾俞、丰隆、申脉、照海。病情稳定时期每周针刺2次，10次为一疗程，后续可每周治疗1次，长期维持。

## 三、验案举隅

◎ 案例 1

李某，女，37岁，2013年3月来诊。因近期劳累，又与丈夫发生口角，突发头晕，即刻出现意识丧失，强直抽搐，口吐涎沫，丈夫急掐人中穴，几分钟后苏醒，自觉周身乏力，至当地医院诊为癫痫，患者拒绝服药，遂来诊，症见：神情呆滞，抑郁少言，乏力倦怠，头晕，纳眠差，舌苔白腻，脉弦滑。辨证：阴阳逆乱，风痰上扰。治则：交通任督，调和阴阳，祛风化痰。郭老针刺风池、百会、印堂、人中、鸠尾、中脘、气海、神门、内关、合谷、足三里、太冲，针后患者即觉头晕消失，精神转佳，欲进食，嘱患者家属配合，多关心患者，使其情绪愉悦。次日针刺第二组穴位：百会、风池、大椎、身柱、灵台、肝俞、脾俞、丰隆、申脉、照海。两组穴位交替，每日 1 次，连续治疗 1 周，患者已神情如常，可与医者谈笑，无倦怠感，此后每周治疗 1 次，随访 3 个月，癫痫未再发作。

◎ 案例 2

王某，男，51 岁，2011 年 9 月初诊，主因"四肢抽搐间作 23 年"就诊，患者在冰库工作，1988 年劳累后突发目闭神昏，四肢抽搐，抽搐时上肢屈曲、下肢发硬，口吐白沫，双目紧闭，持续 2 ~ 3 分钟后自行缓解。于当地医院诊为癫痫，服用西药（具体不详）2 年，中药 2 年，后未用药，一年发作 2 ~ 3 次，时有头痛头晕，腰膝酸软，纳呆，夜眠差，大便黏滞，1 ~ 2 日一行，小便清，舌胖有齿痕，苔白滑腻，脉象沉弦无力。辨证：阴阳逆乱，脾肾亏虚，风痰上扰。治则：交通任督，调和阴阳，健脾补肾，祛风化痰。治法：第一组取百会、印堂、人中、鸠尾、中脘、气海、神门、内关、合谷、足三里、太溪、太冲；第二组取百会、风池、大椎、身柱、灵台、肝俞、脾俞、肾俞、丰隆、申脉、照海。操作：毫针针刺，平补平泻。两组穴位交替使用，每周 3 次。中脘、大椎行温针灸。治疗 1 次后头痛基本消失，睡眠有所改善，治疗 1 周后头晕明显缓解，纳呆、眠差好转，治疗 1 月后诸证改善，病情平稳，改为每周治疗 1 次维持，半年后改为每月治疗 1 次巩固。患者针灸治疗后至今未见四肢抽搐、目闭神昏，嘱患者勿过劳，避寒保暖，避免进食生冷。

## 四、小结

《素问·阴阳应象大论》说："阴阳者，天地之道也，万物之纲纪，变化之父母，生杀之本始，神明之府也，治病必求于本。"郭耀康认为任何疾病的发生发展变化虽然纷繁复杂，但其根本原因是阴阳失和。中医治病的最终目的就是调和阴阳。《灵枢·根结》中说："用针之要，在于知调阴与阳，调阴与阳，精气乃光，合形与气，使神内藏。"因此郭耀康提出中医临证治病必求于本，即本于阴阳。

案例1中，患者为中青年女性，应当重视其情志因素，故嘱咐其家属配合，使患者情绪愉悦稳定，对于改善病情，巩固疗效具有举足轻重的作用。五志过极可直接损伤脏腑气血阴阳，故在治疗本病过程中，应特别注重心理因素方面的调节。

案例2中，患者在冰库工作，阳气凝滞，水湿不运，痰浊内生，流于经络，蒙蔽清窍，阴阳逆乱，故发痫证，当以调整阴阳，交通任督。选取两组穴位，一组以仰卧位任脉取穴为主，另一组以俯卧位督脉取穴为主，两组穴位交替使用。本病病程较长，久病当缓治，两组穴位交替不仅可以交通任督，还可防止穴位疲劳。

百会为诸阳之会，是足三阳、足厥阴和督脉等众多经脉交会之处，穴在人体至高正中之处，可提升一身之阳气。阳气者，精则养神。故百会又称为神之大会，主治神智异常。针刺百会穴可醒脑开窍，通督定痫。

人中又称水沟，可疏通三焦元真之气运行，交通天地阴阳，既济心肾水火，是交通任督、调整阴阳的要穴。鸠尾为任脉之大络，为治疗癫痫之特效穴；中脘为胃经募穴，八会穴之腑会，起健脾化痰之功；《针灸资生经》曰："以为元气之海，则气海者，盖人元气所生也。"故针刺气海可大补元气，印堂、神门、内关安神定志，足三里健运脾胃，合谷、太冲以"开四关"。

大椎为手三阳和督脉之会，主五劳七伤、热病癫狂；身柱为督脉穴位，《针灸甲乙经》："癫疾，怒欲杀人，身柱主之。"灵台位于督脉上，在心之上，好似承载心之平台，心主神明，故用之以治神；风池为祛风要穴，可养血健脑；肝主筋，癫痫发病则筋急抽掣，故以肝俞穴养肝柔筋；脾俞、肾俞为脾肾之气输注背部之处，可健脾补肾；丰隆为胃之大络，为化痰除湿要穴。照海、申脉通于阴阳跷脉。《奇经八脉考》："寸口脉后部左右弹者，阴跷也，动苦癫痫，寒热，皮肤淫痹。"《针灸大成》："痫病昼发，灸阳跷。"《针灸聚英》："痫病夜发，灸阴跷、照海穴也。"可见，照海、申脉为治疗癫痫的要穴。

癫痫病程往往较长，常反复发作，故在病情较为稳定后可逐渐减少治疗量，以一到两周治疗1次的小刺激量的治疗来稳定病情，或可应用穴位埋线疗法，利于发挥长效针刺作用。并且要特别重视保持患者情绪稳定，注重心理因素的调节。

# 第五节　动眼神经麻痹

动眼神经麻痹是临床常见病，表现为患侧上眼睑下垂，眼球内收、上视、下视活动受限，复视，斜视，瞳孔扩大，对光反射迟钝或消失。有瞳孔受累，为完全性动眼神经麻痹，无瞳孔受累，则为不完全性动眼神经麻痹。常因糖尿病、后交通动脉瘤、头部外伤、颅内占位性病变或自身免疫性疾病导致。属于中医学"睑废""上胞下垂""目偏视""视歧"等范畴。

针灸治疗动眼神经麻痹疗效显著。郭耀康根据多年的临床经验，使用针灸治疗动眼神经麻痹，取得了很好的临床疗效。现将他治疗动眼神经麻痹的临床经验总结如下。

## 一、病因病机及经络辨证

### 1. 病因病机

现代医学认为，动眼神经麻痹与微循环障碍、非特异性炎症、颅内动脉瘤、脑缺血及其引起的脑神经脱髓鞘改变、嗜酸性粒细胞增高所致的血管炎等有关。

中医学认为，动眼神经麻痹属目系病。《诸病源候论·目偏视》曰："目是五脏之精华，人脏腑虚而风邪入于目。"《灵枢·经筋》曰："足太阳之筋……其支者为目上纲。"主要是由机体五脏受损、脾虚气陷、精血不足、阴阳失调、营卫失养，以及足太阳经及足少阳经经络失养所致。临床上由糖尿病引起的动眼神经麻痹较多见，称为糖尿病性动眼神经麻痹，为糖尿病的并发症之一。

郭耀康认为，糖尿病性动眼神经麻痹的主要病因病机为脾胃虚弱，脾失健运，痰湿内生，复感风邪，风痰上犯，脉络痹阻，则致睑废。故他在治疗本病时多注意培补脾胃之气。

### 2. 经络辨证

郭耀康根据《灵枢·经脉》中"太阳为目上纲，阳明为目下纲"的思想及阴跷、阳跷脉司目之开阖的理论，认为动眼神经麻痹与足太阳膀胱经、足阳明胃经、跷脉关系密切。故在治疗本病时多取足太阳膀胱经、足阳明胃经及跷脉与正经的交会穴。

## 二、治疗方法

郭耀康认为治疗动眼神经麻痹，应以健脾益气为主，除选取眼睛周围局部穴位：睛明、攒竹、阳白、鱼腰、瞳子髎、球后、丝竹空、太阳、承泣、四白，尚需选取脾俞、胃俞、足三里、三阴交。其中，睛明、攒竹、阳白、鱼腰、瞳子髎、球后、丝竹空、太阳穴、承泣、四白，针用补法，缓进轻捻，睛明穴不捻针，每日针刺 1 次，10 次为一疗程，疗程间休息2 日，脾俞、胃俞、足三里、三阴交，每穴加 2cm 长的艾条，行温针灸疗法，留针 30 分钟，每日 1 次，10 次为一疗程，以达健脾益气之目的。

## 三、验案举隅

◎ 案例 1

任某，男性，56 岁，主因"右侧眼睑下垂、眼球向外斜视 1 天"于 2011 年 7 月 23 日就诊。既往有 2 型糖尿病病史 10 年。患者 1 天前受风后出现右侧眼睑下垂，眼球向外侧斜视，视物重影，无肢体活动不利、言语不利、神志障碍，纳差，不欲饮食，睡眠可，二便调。查体：右眼睑抬举无力，右眼球内收、上视、下视活动受限，右侧瞳孔扩大，直接、间接对光反射均消失，四肢肌力、肌张力正常，生理反射存在，病理反射未引出。舌质红，苔薄白，脉沉细。辅助检查：头颅 MRI+DWI 检查未见明显异常。空腹血糖 7.9mmol/L。

西医诊断：糖尿病性动眼神经麻痹。

中医诊断：睑废。

辨证：脾胃虚弱，风客胞睑。

治则：健脾益气，疏风解表。

选穴：右侧睛明、攒竹、阳白、鱼腰、瞳子髎、球后、丝竹空、承泣、四白，双侧风池穴，双侧脾俞、胃俞、足三里、三阴交。

其中，右侧睛明、攒竹、阳白、鱼腰、瞳子髎、球后、丝竹空、承泣、四白，针用补法，缓进轻捻，睛明穴不行针，双侧风池，针用泻法，双侧脾俞、胃俞、足三里、三阴交，每穴加 2cm 长的艾条，行温针灸疗法，留针 30 分钟，每日 1 次，10 次为一疗程，疗程间休息 2 日。

治疗 7 次后，患者右侧眼睑下垂症状改善，右侧眼球仍向外侧斜视，内收、上视、下视活动受限，视物重影，右侧瞳孔扩大，直接、间接对光反射均消失，治疗 13 次后，患者右侧眼睑下垂症状消失，右侧眼球仍向外侧斜视，但内收、上视、下视活动受限减轻，治疗 19 次后，患者右侧眼睑下垂症状消失，右侧眼球轻微向外侧斜视，内收稍受限，上视、下视活动正常，右侧瞳孔扩大，直接、间接对光反射均消失，治疗 25 次后，患者右侧眼球向外侧斜视症状消失，内收、上视、下视活动均不受限，右侧瞳孔恢复正常，直接、间接对光反射灵敏。临床疗效满意。

◎ 案例 2

梁某，女性，43 岁，主因"左眼睑下垂、眼球向外斜视 5 天"于 2013 年 10 月 12 日就诊。患者平素体弱，5 天前受风寒后患感冒，次日出现左侧眼睑下垂，眼球向外侧斜视，视物重影，无肢体活动不利、言语不利、神志障碍，纳眠可，二便调。经当地三家医院诊断为左侧动眼神经麻痹，予口服甲钴胺片营养神经，口服醋酸泼尼松片抗炎治疗，症状未见明显改善。今日来郭耀康医生处就诊，查体：左眼睑抬举无力，左眼球内收、上视、下视活动受限，左侧瞳孔扩大，直接、间接对光反射均消失，四肢肌力、肌张力正常，生理反射存在，病理反射未引出。舌质红，苔薄白，脉浮紧。既往无糖尿病病史。

辅助检查：头颅 MRI+DWI 检查未见明显异常。

西医诊断：动眼神经麻痹。

中医诊断：睑废。

辨证：风邪袭络。

治则：疏风解表。

选穴：左侧睛明、攒竹、阳白、鱼腰、瞳子髎、球后、丝竹空、承泣、四白，双侧风池，双侧脾俞、胃俞、足三里、三阴交、气海、关元。

其中，左侧睛明、攒竹、阳白、鱼腰、瞳子髎、球后、丝竹空、承泣、四白，针用平补平泻法，睛明穴不捻针，脾俞、胃俞、足三里、三阴交、气海、关元，每穴加 2cm 长的艾条，行温针灸疗法，留针 30 分钟，每日 1 次，10 次为一疗程，疗程间休息 2 日。

治疗 5 次后，患者左侧眼睑下垂症状改善，左侧眼球仍向外侧斜视，内收、上视、下视活动受限，视物重影，左侧瞳孔扩大，直接、间接对光反射均消失，治疗 12 次后，患者左侧眼睑下垂症状消失，左侧眼球轻微向外侧斜视，内收稍受限，上视、下视活动正常，左侧瞳孔扩大，直接、间接对光反射均消失，治疗 20 次后，患者左侧眼球向外侧斜视症状消失，内收、上视、下视活动均不受限，左侧瞳孔直径恢复正常，直接、间接对光反射灵敏。临床疗效满意。

## 四、小结

郭耀康认为动眼神经麻痹的主要病机为脾胃虚弱，《黄帝内经》中有"人以水谷为本""五脏者皆禀气于胃"的论述，强调脾胃功能在维持人体生命活动中的重要性。后世补土派大家李东垣首创的脾胃元气论，认为元气为健康之本，而脾胃是元气之根。郭耀康继承了前人"脾胃为本"的思想，脾胃同居中焦，通过经脉相互络属而构成表里关系，脾胃是人体受纳、腐熟水谷、吸收精微物质和维持生命的本源，为水谷之海、后天之本、气血生化之源，脾胃气盛则生化有源，构成人体基本物质的气血津液才能充盈，脏腑、经络等组织器官才能得到濡养和滋润，人体脏腑、经络的生理活动才能正常，即所谓的"阴平阳秘"，故郭耀康认为顾护脾胃至关重要。正如《素问·刺法论》云："正气存内，邪不可干。"

郭耀康临床使用针灸治病时，常选中脘、气海、足三里等穴，以治病求本、顾护脾胃之气。中脘为任脉之穴，又为足阳明胃经之募穴、八会穴之腑会，是任脉与手太阳、手少阳、足阳明之交会穴，有调理脾胃、调畅中焦气机之功能；气海为任脉之穴，位于人身之下焦，为元气所会，气之海，功能调补下焦、益肾培元而助运化；足三里为足阳明胃经之合穴，是强壮要穴和回阳九针穴之一，既有健脾和胃，益气升清之功，又有降逆化浊，通调肠腑之效。

郭耀康认为案例1中，患者既往有2型糖尿病病史10年，久病致人体元气亏虚，而脾胃为元气之根，故选取足太阴脾经之三阴交，足阳明胃经之足三里，足太阳膀胱经之脾俞、胃俞，行温针灸疗法，补益脾气，扶助正气，使气血充足。同时加以活血通络之局部腧穴：睛明、攒竹、阳白、鱼腰、瞳子髎、球后、丝竹空、承泣、四白，祛除风邪之风池穴，使邪去络通。案例2中，患者平素体弱，脾胃为后天之本，是人体受纳、腐熟水谷、吸收精微物质和维持生命的本源，为气血生化之源，脾胃气盛则生化有源，人体气血津液才能充盈，脾胃气弱则体弱，易受外邪侵袭而发病，故治疗时，选取足太阴脾经之三阴交，足阳明胃经之足三里，足太阳膀胱经之脾俞、胃俞，加任脉之气海、关元，行温针灸疗法，补益脾气，扶助元气，温经散寒，使气血充足。眼部常用的睛明、攒竹、阳白、鱼腰、瞳子髎、球后、丝竹空、承泣、四白等穴均可活血通络，风池祛除风邪，诸穴合用，共达补益脾气、祛风散寒之功效。

# 第六节　肥胖症

人体脂肪积聚过多，体重超过标准体重的20%以上即为肥胖症。2010年我国成人肥胖率为40.7%，且呈逐年上升的增长趋势，已经严重威胁着人类的健康。现将郭耀康针灸治疗肥胖症的经验总结如下。

## 一、辨病、辨证与辨经相结合

### 1. 重视辨病

肥胖症分为单纯性和继发性两类。临床最为多见的单纯性肥胖，是指不伴有明显的神经或内分泌系统功能变化。后者常继发于神经、内分泌和代谢疾病，或与遗传、药物有关。郭耀康提出针灸治疗肥胖症，首先要重视诊断，明确其是否为肥胖症。他认为明确诊断是治疗方法的正确选择和取得疗效的重要前提。诊断采用 BMI 值，BMI 值 = 体重（kg）÷ 身高的平方（$m^2$），正常值为 18.5 ~ 23.9，24 ~ 27.9 为超重，BMI 值 ≥ 28 为肥胖。其中，男性腰围 ≥ 85cm、女性腰围 ≥ 80cm 为腹部肥胖。其次，要明确是单纯性还是继发性肥胖，以及有无并发症。郭耀康通过临床观察认为，针灸对单纯性肥胖治疗的疗效明显。而对于继发性或有并发症者，针灸减肥疗效欠佳，强调针灸减肥的同时，要积极针对原发病和并发症进行治疗。

### 2. 重视辨证与辨经相结合

《脉因证治》中有"肥白人多湿""肥白人必多痰"的论点。《石室秘录》云："肥人多痰，乃气虚也，虚则气不能运行，故痰生之。"郭耀康认为肥胖症主要与遗传、饮食、多逸少劳和情志因素有关。与肺、肝、脾胃、肾等脏腑功能失调密切相关。病机为本虚标实，脾肾气虚或阳虚为本，湿热痰瘀为标，脾胃功能失常是肥胖症发生的重要病机。临床常分为四个证型：脾虚湿阻、胃肠腑热、肝郁气滞和脾肾阳虚，临床尤以脾虚湿阻型最常见，胃肠腑热型次之，其他两型较为少见。

郭耀康非常重视整体观念，认为"阴平阳秘，精神乃治"。现代医学认为肥胖是一种全身性疾病。郭耀康认为本病不仅与循行于腹部的足阳明胃经、足太阴脾经、足厥阴肝经、足少阴肾经、任脉相关，还和带脉、足太阳膀胱经和督脉密切相关。带脉环腰一周，状如束带，功主约束，能收紧腰腹，对腰围的减小和塑形极其有效。督脉主干行于背部正中，与全身各阳经都有联系，为阳脉之海，统督一身之阳气。五脏六腑之经气输注于背腰部的腧穴，均在足太阳膀胱经第1侧线，针刺这些穴位可使机体的阴阳得以调节，经络疏通，气血调和，以达到阴平阳秘的状态。

## 二、治疗方法

在治疗时，郭耀康强调在辨证、辨经的基础上以全身调节为主，局部治疗为辅。治以调和阴阳、疏通经络气血、健脾利湿、清胃泻热、舒肝解郁、健脾益肾、温阳化气、降浊祛脂，并随证加减施治。

### 1. 针刺治疗

郭耀康常取足阳明胃经、足太阴脾经、任脉、带脉、督脉、足太阳膀胱经腧穴以及阿是穴。主穴：中脘、梁门、滑肉门、天枢、中极、水道、大横、腹结、足三里。

配穴：脾虚湿阻加关元、水分、脾俞、三焦俞、曲池、阴陵泉、三阴交、公孙；胃肠实热加胃俞、大肠俞、曲池、支沟、丰隆、梁丘、上巨虚、内庭；肝郁气滞加气海、肝俞、膈俞、血海、期门、支沟、外关、阳陵泉、太冲；脾肾阳虚加气海、水分、关元、脾俞、肾俞、关元俞、命门、三阴交。易饥饿加上脘；食量大加内庭；便秘加支沟；嗜睡加申脉、照海；腹部肥胖加下脘、带脉、归来、中极；上肢肥胖加臂臑、手三里；大腿肥胖加风市、伏兔；小腿肥胖加丰隆、承山；面部肥胖加颊车；肥胖局部即为阿是穴，腹部采用齐刺，四肢采用局部排刺，每隔 2cm 刺 1 针，一般排刺 3 ~ 5 针。

## 2.闪罐治疗

腹部与背部的闪罐治疗操作方法：患者取仰卧位，用 5 号玻璃罐沿任脉自中脘至关元、沿带脉自一侧带脉穴至另一侧带脉穴，各做闪罐治疗约 5 分钟，直至局部皮肤潮红；患者取俯卧位，沿督脉和膀胱经第 1 侧线自第七颈椎至腰骶部做闪罐治疗约 5 分钟，直至局部皮肤潮红。当感觉罐口温度升高，要及时更换玻璃罐，以免烫伤患者。

郭耀康将患者分成两组进行治疗。第一组针刺位于腹部和四肢的穴位，配合沿督脉和膀胱经第 1 侧线大椎至腰骶部闪罐。第二组针刺背部的背俞穴和四肢的穴位，沿任脉自中脘至关元、沿带脉自一侧带脉穴至另一侧带脉穴闪罐。两组隔日交替进行，平补平泻，每次取 3 ~ 4 对穴位连接电针治疗仪，选用疏密波，电流强度以患者能耐受为度，留针 30 分钟，余穴中间行针 1 次。每日治疗 1 次，20 次为一疗程，一疗程后改为隔日 1 次。

### 3. 埋线疗法

四诊合参辨证后，郭耀康将上述各证型所取的穴位分成三组，每次埋线选用不同组别的穴位。第一次埋线一般取 6 ～ 8 个穴位，不取阿是穴。第二次视患者肥胖程度增加阿是穴，可埋线 10 个穴位。15 天治疗 1 次，3 次为一疗程。

郭耀康强调埋线须使用一次性埋线针，严格消毒、无菌操作。线体最好埋在皮下组织和肌肉之间，肌肉丰厚的部位可埋在肌肉层，不宜埋在脂肪层；线体不能外露，如线体没有完全埋入而留有线头外露，必须及时抽出，重新操作；同一个穴位不宜连续选用两次。埋线后患者 24 小时内不能洗澡，3 天内不要剧烈运动。

郭耀康视患者能否保证每天治疗来决定使用针刺配合闪罐或埋线疗法。如果时间可以保证，首选针刺配合闪罐，如针刺一疗程无效者则改为埋线治疗；如患者工作繁忙或者居住在外地，则使用埋线疗法。两种方法亦可同时使用，一般先埋线，3 天后再行针刺和闪罐治疗。

### 三、饮食与运动

郭耀康认为，对于治疗肥胖症，合理的饮食调理与适当的运动极其重要。临床观察表明，控制饮食与适当运动者见效快、疗效佳、反弹率低。强调应积极指导患者调整饮食结构、控制食量和改变饮食习惯，饮食宜清淡，要放慢进食速度，细嚼慢咽。少吃甜食，少吃盐，避免食用煎炸食品，戒酒。晚餐少食肥甘厚味，在睡前3小时禁止进食。这样才能减少热量的摄入，从而达到最佳的减肥效果。对于运动，郭耀康认为慢跑、快走、游泳、爬山、跳舞等有氧运动均可进行。但要根据年龄、身体状况来选择适合自己的运动，并且要循序渐进、持之以恒。每天运动时间为40～60分钟，每周最少4次。一时性的节食和间歇性锻炼，对减肥有害而无益。切忌过度节食或过量运动，以免对身体造成伤害。

## 四、验案举隅

◎ 案例1

田某，女，53岁。于2011年3月4日初诊。主诉：体重增加8年余。患者体重原本一直平稳保持在62.5kg左右，自2003年体重开始逐年增加。1个月前体检测甘油三酯2.76mmol/L。现症：肥胖，尤以腹部为甚，肢体困重，乏力，二便调和，舌淡红，苔白腻，脉滑细。测身高1.61m，体重79kg，腰围95cm，BMI值为30.5。

诊断：肥胖症（腹型肥胖）。

证型：脾虚湿阻。

治疗：取中脘、水分、关元、中极和双侧梁门、滑肉门、天枢、水道、大横、腹结、带脉、曲池、足三里、阴陵泉、三阴交、公孙等穴针刺治疗，平补平泻。取梁门、天枢和足三里连接电针治疗仪，选用疏密波，电流强度以患者能耐受为度，留针30分钟，余穴中间行针1次。针刺后，患者取俯卧位，沿督脉和膀胱经第1侧线自第7颈椎至腰骶部，做闪罐治疗约5分钟，直至局部皮肤潮红。次日取双侧脾俞、三焦俞、带脉、曲池、足三里、阴陵泉、三阴交、公孙及四肢阿是穴针刺治疗，平补平泻，取脾俞、带脉和阴陵泉连接电针治疗仪，用疏密波，电流强度以患者能耐受为度，留针30分钟，余穴中间行针1次。针刺后患者取仰卧位，用5号玻璃罐沿任脉自中脘至关元、沿带脉自一侧带脉穴至另一侧带脉穴，各做闪罐治疗约5分钟，直至局部皮肤潮红。每日治疗1次，两组穴位交替使用，20次为一疗程。一疗程后体重减至73kg，腹围87cm。遂改为隔日治疗1次。再治疗2疗程，测体重63kg，腹围76cm，测甘油三酯1.63mmol/L，BMI值为24.3，诸证皆消。嘱其调整饮食，适当运动。

◎ 案例 2

郝某，女，23岁。于2009年6月12日初诊。主诉：体重增加半年。自1年前失恋后，一直暴饮暴食，体重从56kg逐渐增至69kg。半年前曾经服用过减肥药，体重很快减轻近5kg，但出现头晕、恶心等不适症状。停药后很快反弹至

71kg。后节食加跑步锻炼 1 月，体重减轻 3kg，但终因难以坚持而放弃。之后体重仍逐渐增加。现症：周身肥胖，食欲亢进，口渴欲饮，大便秘结，舌质红，苔黄腻，脉滑数。测身高 1.59m，体重 72.5kg，腰围 78cm，BMI 值为 28.7。诊为肥胖症，证属胃肠腑热。患者因工作繁忙无法坚持每天治疗，郭耀康遂依上法进行埋线治疗。治疗 1 次后体重减至 69kg，腹围 75cm。2 疗程后，测体重 59kg，腹围 68cm，BMI 值为 23.3，各项指标均达到正常值。

◎ 案例 3

陈某，女，21 岁。于 2013 年 5 月初诊。主诉：体重增加 3 年余。患者原体重一直保持在 55kg，自 2010 年上大学后熬夜及饮食不规律，体重增加 20kg。现症：肥胖，尤以腹部及下肢为甚，身体困重，口干易饥，烦躁易怒，小便黄，大便秘结，2 ~ 3 日一行，舌尖红，苔腻微黄，脉弦滑。测身高 1.52m，体重 78kg，腹围 97cm，BMI 值为 33.8。

诊断：肥胖症。

证型：肝胃郁热，痰湿内蕴。

治疗：清肝胃，化痰湿。耳穴压豆：神门、饥点、渴点、内分泌、脾、胃、肝、口。左右耳交替，三日 1 次。闪罐治疗：（1）患者取仰卧位，用 5 号玻璃罐沿任脉自中脘至关元、沿带脉自一侧带脉穴至另一侧带脉穴，各做闪罐治疗约 5 分钟，直至局部皮肤潮红。（2）患者取俯卧位，沿督脉和膀胱经第 1 侧线自第 7 颈椎至腰骶部做闪罐治疗约 5 分钟，直至局部皮肤潮红。第一组穴位：内庭、行间、支沟、中脘、梁门、水分、滑肉门、带脉、天枢、大巨、风市、伏兔、足三里、阴陵泉、丰隆、局部阿是穴；第二组穴位：肝俞、脾俞、胃俞、三焦俞、大肠俞、承山、足三里、阴陵泉、丰隆、局部阿是穴。第一组穴位配合沿督脉和膀胱经闪罐；第二组穴位配合任脉及带脉闪罐。两组隔日交替进行。平补平泻，电针取梁门—滑肉门、天枢—大巨、风市—伏兔、足三里—丰隆，选用疏密波，电流强度以患者能耐受为度，留针 30 分钟，余穴中间行针 1 次。每日治疗 1 次，20 次为一疗程。治疗一疗程后体重减至 70kg，腹围 87cm。遂改为隔日 1 次。再治疗 2 疗程，测体重 61kg，腹围 70cm，BMI 值为 26.4，诸证皆消。嘱其调整饮食，适当运动。

## 五、小结

郭耀康认为针刺、闪罐和穴位埋线治疗，都是通过对相应穴位的刺激，来达到降脂减肥的目的。现代医学亦通过实验研究发现，针灸疗法既能抑制胃肠的蠕动和胃酸分泌，从而减轻患者的饥饿感，减少进食量，又可有效抑制患者亢进的胃肠道消化吸收能力，减少了机体对能量的吸收和摄入，还能加速机体的新陈代谢速度，促进机体内多余脂肪分解，使脂肪细胞重新排列，从而达到减肥的目的。

郭耀康治疗本病有如下几个特点。一是重视调理脾胃。

郭老认为脾胃功能失常是肥胖症发生的重要病机。正如《脾胃论》云："脾胃俱旺，则能食而肥，脾胃俱虚，则不能食而瘦，或少食而肥，虽肥而四肢不举。"故取足太阴脾经、足阳明胃经经穴与任脉之中脘、梁门等作为主穴，使脾胃运化正常，湿热痰瘀得化，则肥胖化生无源。二是重视整体治疗。郭耀康创新性地将针刺和闪罐两种治疗方法一前一后配合使用，从而交通任督二脉，使人体阴阳气血调和、经络畅通。这种治疗思路值得后人学习借鉴。三是重视辨证取穴，擅用特定穴。郭耀康临证时，根据辨证分型配穴，能明显提高疗效。强调脾俞、胃俞等背俞穴的运用，认为背俞穴可调整五脏六腑的功能，改善全身代谢。四肢配穴大都为特定穴，如内庭为胃经之荥穴，"荥主身热"，功擅清利胃肠湿热。四是重视局部治疗。肥胖局部的阿是穴采用齐刺或排针法，刺激量偏大，可疏通局部经络、行气活血，加强脂肪燃烧之力，对局部减肥效果卓著。

郭耀康通过临床观察发现，针灸治疗肥胖症疗效好，除体现在体重减轻外，对身形的重塑作用也很明显，且安全无毒副作用，不容易反弹。两种疗法中，埋线由于线体留于穴位内，可起到长效的治疗作用，15 天治疗 1 次，更易于被患者接受。这两种治疗方法的疗效存在个体差异，有些患者针刺效果好，有些则是埋线疗效突出。曾有一例患者，针刺一疗程后体重无任何改变，遂改埋线，仅 1 次就减重 5kg。故郭耀康强调临证应该灵活机动。针灸治疗肥胖症的过程中会出现平台期，此时机体正重建新的机体代谢平衡点，可适当地加大针灸的刺激量，缩短平台期。体重正常后，也应坚持合理的饮食与适当的运动，防止反弹。

# 第七节　肩关节周围炎

肩关节周围炎俗称漏肩风，是肩关节囊及其周围韧带、肌腱和滑囊的慢性特异性炎症。大多发生于 50 岁左右的人，故该病又有"五十肩"之称。其发病多由积累性损伤或感受风寒所引起。主要临床表现为肩部疼痛，加压或撞击时加剧，上臂活动如上举、外旋、外展、后伸等受限，影响穿衣梳头等日常生活及生产劳动。如不及时治疗，日久可引起肩关节周围软组织粘连，导致功能障碍、肌肉萎缩。一般来说，本病短期内发作比较容易缓解，而发病半年以上的慢性肩周炎较难治疗。

## 一、病因病机及经络辨证

### 1. 病因病机

西医认为，肩部过度活动、慢性损伤、姿势不当、风寒侵袭以及急性拉伤等均可使肩周软组织、血管收缩，乳酸、茶酚胺和致痛物质堆积，导致肩部软组织、关节囊痉挛、缺血、缺氧等，引发疼痛，缺血、缺氧后局部组织细胞坏死、炎性渗出、水肿等，最终使肌纤维变性、组织增生、肌肉挛缩、失去弹性，继而形成关节囊下皱褶粘连、肩关节活动障碍。

中医认为，肩周炎属于"五十肩""漏肩风"等范畴，病机在于年老体虚，肝肾亏虚，气血不足，筋失所养，日久则筋骨衰颓、筋脉拘急；或营卫虚弱，久居湿地，风寒湿邪客于血脉筋肉，致使血行不畅，脉络拘急；或劳累过度、外伤筋骨，致使筋脉受损，瘀血内阻，脉络不通，不通则痛。

### 2. 经络辨证

郭耀康根据患者肩关节疼痛的部位，结合经络理论，认为本病不仅与手阳明经、手少阳经、手太阳经有关，而且与督脉、膀胱经的经气关系极为密切。

## 二、治疗方法

### 1. 肩三针联合辨证取穴法

主穴为肩髃穴、肩贞穴和肩髎穴。若患者存在寒湿阻络，选取其阳陵泉穴、阿是穴、手三里穴和风池穴作为配穴；若患者存在气虚血瘀，选取其曲池穴、足三里穴、外关穴和合谷穴作为配穴。郭耀康擅用动留针法治疗肩周炎，选取的穴位主要为肩髎穴和承山穴。承山穴是足太阳膀胱经的穴位之一，通过对承山穴进行针灸，可起到宣通气血、调和阴阳、扶正祛邪的作用。

## 2. 依据经验取穴

取督脉穴或者华佗夹脊穴，郭耀康认为督脉与膀胱经的经气关系极为密切，通过对督脉上的相应穴位进行针灸能起到调理脏腑、疏通经脉的作用。以华佗夹脊穴为例，根据现代神经解剖学，华佗夹脊穴位于脊神经的出口附近，而脊神经可支配骨骼肌的运动。因此，对华佗夹脊穴进行针灸可起到治疗肩周疾病的疗效。

### 3. 强调足三阴经输穴的应用

五输穴，即井穴、荥穴、输穴、经穴、合穴，是十二正经的五个重要腧穴。手三阴、手三阳经的五输穴位于肘关节以下，足三阴、足三阳经的五输穴位于膝关节以下，五输穴的位置按照井、荥、输、经、合的顺序由四肢末端向肘膝关节排列。郭耀康在治疗肩关节周围炎时，特别重视输穴的应用，尤其是对侧肝、脾、肾三经的腧穴。郭老认为，肩关节疼痛及运动功能障碍主要与筋、骨、肌三者有关，肝主筋，肾主骨，脾主肌，肝、脾、肾三经是治疗肩周炎的重要经脉。《难经六十八难》曰："井主心下满，荥主身热，输主体重节痛，经主喘咳寒热，合主逆气而泄。"输穴是治疗"节痛"的理想穴位。阴经以输为原，阴经的输穴同时扮演两个角色，即阴经的输穴与原穴是同一个穴位，针刺阴经的输穴会同时发挥输穴与原穴的双重作用。他认为足三阴经输穴（足太阴脾经输穴太白、足厥阴肝经输穴太冲、足少阴肾经输穴太溪）是治疗肩周炎的重要切入点。

### 三、验案举隅

秦某，女，49 岁。主诉：反复左侧肩关节疼痛 4 年余，疼痛发作时，梳头、穿衣、洗脸、抬臂均感困难。查：左侧肩关节活动范围减小，外展、上举、内外旋均受限，左侧肩关节周围明显压痛。舌体胖大，边有齿痕，苔滑，脉沉弦。辅助检查：左侧肩关节 X 线示未见明显异常，血沉、抗"O"化验等实验室检查均正常。诊断为"肩周炎"。曾在本市多家医院行针刺疗法、浮针疗法、火针疗法、刃针疗法、封闭疗法、骨伤推拿及小针刀等治疗，疗效均不显著。后就诊于我院，予以针刺右侧太冲穴，进针 2 寸；右侧太白穴，进针 1 寸；右侧太溪穴，进针 1 寸；右侧内关穴，进针 1 寸；右侧三间穴，进针 1 寸；右侧中渚穴，进针 1 寸；右侧后溪穴，进针 1 寸，行平补平泻手法，进针得气后，匀速捻转提插 1 分钟，留针 30 分钟。治疗后症状明显好转，每天治疗 1 次，经 20 次治疗，疼痛消失，肩部活动自如，临床治愈。1 年后因他病就诊，诉自 1 年前治疗后疼痛未复发，左侧肩关节活动正常。

### 四、小结

肩周炎好发于 50 岁以上的人群，中医认为人过中年阳气渐衰，风寒湿邪易于外袭，导致气血痹阻，筋脉拘急而痛，肩痛日久，局部气血运行不畅，气滞血瘀以致患处肿胀粘连，最终肩臂活动受限。在针灸选穴中，局部取穴可疏通肩周经脉，肩周主要分布有手阳明大肠经、手少阳三焦经和手太阳小肠经，肩髃、肩髎、肩贞分别位于手三阳经上且位置也在肩周，针刺肩三针能畅通局部气血，具有滑利关节、通络止痛的作用，通则不痛，是治疗肩臂麻木挛缩的主要穴位。

郭老认为，痹证多属阳气受损，因督脉贯脊属肾，足太阳经归属膀胱，肾与膀胱相表里，督脉循后背上行，旁有足太阳经为伴，两者联系最为密切，依照六经皮部，太阳为关，外感风寒湿邪，均会损伤机体阳气，风寒湿邪留恋，督脉受邪，合而为痹。督脉总督六阳经为阳脉之海，针刺督脉具有扶阳温经的作用，阳气充则抗御外邪以治肩痹。足太阳膀胱经起于目内眦，与督脉相通，取督脉治病时亦同用足太阳经。夹脊穴有夹督脉之阳、助膀胱之气、调理脏腑、疏通经脉的作用和功能。

肩部主要归手三阳经所主，手阳明之输穴三间可治疗肩臂痛，与全息穴位中的颈肩点区相对应，可发挥双倍治疗作用，手太阳之输穴后溪，又是八脉交会穴，与督脉相通，能引督脉之阳气，推动经气运行，调和气血，从而缓解颈部疼痛及活动不利症状，手少阳之输穴中渚也是治疗肩臂痛的有效穴位。三穴合用，涵盖了肩前、肩外、肩后范围之经络，可通调阳明、少阳、太阳三经气血，通过经络之间的传导作用疏通肩部受阻之经脉、濡养循行于肩周之经筋、滑利肩部关节。

# 第八节 颈椎病

颈椎病，又称颈椎综合征，是增生性颈椎炎、颈椎间盘脱出以及颈椎间关节、韧带等组织的退行性改变刺激和压迫颈神经根、脊髓、椎动脉和颈部交感神经等而出现的一系列综合证候群。西医则分为颈型、神经根型、椎动脉型、脊髓型、交感型和食管压迫型颈椎病等，有时亦混合出现。前四型为临床常见。中医学称之为"项痹"。

郭耀康在长期的临床实践中，形成了一整套西医分型与中医辨经、辨证相结合，针灸治疗颈椎病的方案，取得了满意的临床疗效。现将郭耀康治疗颈椎病的临床经验总结如下。

## 一、病因病机

西医学认为本病是因椎间盘慢性退变（髓核脱水、弹性降低、纤维环破裂等）、椎间隙变窄、椎间孔缩小、椎体后缘唇样骨质增生等压迫和刺激颈脊髓、神经根及椎动脉而成。中医学认为本病因年老体衰、肝肾不足、筋骨失养；或久坐耗气、劳伤筋肉；或感受外邪、客于筋脉；或扭挫损伤所致。辨证分为风寒痹阻、劳伤血瘀和肝肾亏虚三型。郭耀康重视本病的中西医病因病机，认为其总的病机为颈部气血运行不畅，经脉痹阻不通，筋骨失养，不通则痛，故而发病。

## 二、治疗方法

郭耀康以疏通经络、濡养经筋作为总的治疗原则。他认为治疗颈椎病的针灸处方，应该在辨经取主穴的基础上，根据西医分型取配穴，最后依据中医辨证决定针刺手法和配合使用其他治疗方法。

### 1. 主穴的选取

郭耀康认为颈椎病的病位在颈项。足太阳经、督脉和颈项关系最为密切。其一，足太阳经、督脉循行都经过颈项。《素问·骨空论》："督脉者，起于少腹……上额交颠上，入络脑，还出别下项。"《灵枢·经脉》："膀胱足太阳之脉……从颠入络脑，还出别下项。"其二，足太阳经、督脉都联络肾。《素问·骨空论》："督脉者，起于少腹……贯脊属肾……入循膂络肾。"《灵枢·经脉》："膀胱足太阳之脉……夹脊抵腰中，入循膂，络肾。"肾主骨，肝主筋，肝肾同源；肾藏精，精能生髓；足太阳又"主筋所生病"。郭耀康认为此二脉通畅，则肾气充盛，气血运行正常，颈项部筋骨得以濡养，针刺此二脉经穴可达"通则不痛"之目的。故通过经络辨证，以局部风府、天柱、颈夹脊配合远端的后溪、悬钟作为治疗颈椎病的主穴。

### 2. 配穴的选取

郭耀康临证时，根据西医分型来选取配穴：颈型加大杼；

神经根型加患侧极泉上（经验穴）、曲池、外关、合谷；椎动脉型和交感型加百会、曲池、外关、合谷、足三里、阳陵泉和三阴交；脊髓型加环跳、委中、阳陵泉。

### 3.针刺手法

郭耀康治疗颈椎病以针刺为主，根据中医辨证配合其他治疗方法。风寒痹阻型针刺、艾灸和拔罐并用，或针刺时局部加TDP治疗；劳伤血瘀型，针刺后行刺络放血拔罐；肝肾亏虚型单纯针刺治疗。其中劳伤血瘀型用泻法，其余二型均用平补平泻法。

以上治疗每日 1 次，留针 30 分钟，10 次为一疗程。郭耀康指出临证治疗不必拘泥疗程，病情好转后即可隔日治疗1 次。

### 三、验案举隅

◎ 案例 1

杜某，女，36 岁，于 2009 年 11 月 9 日主因"右侧颈项及上肢疼痛一周"就诊。患者自诉一周前外出受凉后出现右侧颈项部疼痛，渐至右上肢疼痛，自行拔罐、热敷，症状未见缓解。至医院行颈椎 X 线检查，结果显示：颈椎第 5、6 节前缘骨质增生、椎间隙变窄，经牵引及药物治疗 3 天后无明显改善，遂前来求治。现症：右侧颈项及上肢疼痛，纳可，夜寐欠佳。舌质淡，苔薄白，脉弦紧。查体：颈椎 5、6 棘突右侧压痛（+），右侧臂丛神经牵拉试验（+）。

诊断：神经根型颈椎病。

辨证：风寒痹阻。

治疗：郭耀康遂针刺风府，颈5、6夹脊穴，天柱和右侧极泉、曲池、外关、合谷、后溪、悬钟，平补平泻，同时局部施悬灸。留针30分钟，每10分钟行针1次，针刺后局部拔罐10分钟。二诊时，患者病情缓解，夜间可正常入睡，仅治疗4次便告痊愈。嘱其避风寒，注意保暖。

◎ 案例2

曾某，男，23岁，于2011年5月21日主因"颈项部疼痛一日"前来就诊。患者晨起锻炼时颈部不慎扭伤，出现颈项疼痛，下午病情加重。查体：颈肌僵硬，颈椎4、5棘突有轻微压痛，颈部活动受限。

诊断：颈型颈椎病。

辨证：劳伤瘀血。

治疗：郭耀康针刺风府，颈4、5夹脊穴，天柱和双侧大杼、后溪、悬钟，针用泻法，留针30分钟，每10分钟行针1次。针刺后于颈项最痛处，施三棱针刺络放血拔罐10分钟。针刺后患者觉颈项疼痛明显减轻，颈部活动明显好转，经2次治疗，诸证皆消。

◎ 案例3

刘某，女，37岁，于2008年11月主因"颈部酸困疼痛伴左上肢麻木 1 周"前来就诊。患者 1 周前劳累、受凉后，出现颈部酸困疼痛伴左上肢麻木，今日来诊。现症：颈部酸困疼痛，左上肢麻木，以手臂内侧和小指为主，神疲乏力，时有头晕心慌，纳可，夜眠差，梦多，小便可，大便干，1 ~ 2 日一行。舌淡胖，苔白，脉弦细。

诊断：颈型颈椎病。

辨证：气血不足，风寒袭络。

治疗：益气补血，祛风散寒。取百会、风池、天柱、颈百劳、手三里、少海、后溪、阴郄、足三里、三阴交，平补平泻。针刺 3 次后症状明显减轻，连续治疗 10 次后患者症状基本消失，嘱患者勿劳累，避风寒，避免久坐、长时间低头，适当锻炼，增强体质。随访三月未复发。

## 四、小结

郭耀康临证对于颈椎病的治疗，是在确定主穴的基础上，根据西医分型、中医辨经和辨证灵活运用多种方法治疗。上述案例 1 为神经根型颈椎病，案例 2 为颈型颈椎病，西医分型不同则配穴不同，这就是前者循经配大杼，而后者循经用极泉上、曲池、外关和合谷之理；案例 1 证属风寒阻络，根据《素问·至真要大论》"寒者热之"的原则，对前者采用针刺、艾灸和拔罐并用，艾灸、拔罐能温经散寒，通络止痛；案例 2 证属劳伤血瘀，则根据《灵枢·九针十二原》"满则泄之，宛陈则除之"的原则，对后者采用针刺泻法、三棱针点刺放血拔罐,以活血化瘀,通络止痛。郭耀康理法方术适宜,故两例患者均获痊愈。

郭耀康治疗颈椎病的针灸处方中,主穴配伍精当,体现了郭耀康擅用特定穴的学术思想。主穴中风府、天柱、颈夹脊穴为局部选穴,正所谓"腧穴所在,主治所在"。风府为督脉穴,是督脉与足太阳、阳维脉之会,督脉由此"入属于脑",而脑为髓海,髓可生津益骨,针刺风府既可调理诸阳经经脉,又可补髓生津,濡养筋脉;颈椎夹脊穴位于脊柱两边,与其相同水平线的督脉和膀胱经腧穴经气相通,兼具有两经的功效;后溪是手太阳经脉的输穴,"输主体重节痛",与足太阳同气相求,又为八脉交会穴之一,通于督脉,故可疏通督脉和足太阳经气,也体现了"经脉所过,主治所及";悬钟为八会穴之髓会,可补髓生津,濡养筋骨。诸穴相配,气血经脉运行畅通,筋脉得以濡养,通则不痛,疾病乃除。

极泉上穴是郭耀康传承李庶民老先生的经验穴,临床用于治疗神经根型颈椎病疗效极佳。郭耀康要求针刺极泉上穴,取三寸毫针直透极泉上穴,使针感传至手指,否则疗效不佳。

郭耀康认为颈椎病易反复发作,故提倡患者平时应注意颈部保暖,保持正确的站姿、坐姿,枕头高低要适中,适当锻炼身体。

郭耀康认为,在针灸治疗颈椎病时寻找偏歪的颈椎棘突给予推拿手法整复能提高疗效。

# 第九节  类风湿关节炎

类风湿关节炎是一种以慢性、对称性多关节炎表现为主的全身性自身免疫性疾病。常见症状为持续性和对称性的多处关节（指、腕、肘、膝、踝、趾关节等）疼痛和压痛、关节肿胀、晨僵、关节畸形、骨质疏松等，危重时不仅可导致患者致残性关节炎和功能障碍，甚至可使患者因多脏器受累而死亡。本病应属中医痹证之"骨痹""顽痹""白虎历节""历节风""尪痹"等。

本病为针灸科常见病，经多年的临床实践，郭耀康采用针灸与中药结合的方法，中西医结合治疗类风湿关节炎，取得了很好的临床疗效。现将他诊疗类风湿关节炎的临床经验总结如下。

## 一、病因病机及经络辨证

### 1. 病因病机

现代医学认为，类风湿关节炎由遗传、感染等因素相互作用而致。临床的基本症状为关节疼痛、肿胀、恶风寒、怕寒湿，随着疾病进一步发展，可见筋腱挛缩，关节变形等。

中医学认为，本病乃内外因相互作用而发。外因为外感风寒湿邪，内因为肾督阳虚、卫外不固。疾病的病程发展不同，其病机也会变化。郭耀康认为，本病以本虚标实为纲，本虚以阳气不足、精血亏少为主，标实以痰湿浊瘀为主。

### 2.经络辨证

郭耀康根据患者关节疼痛部位结合中医经络理论提出，本病不仅与手足太阳、阳明、少阳经筋有关，而且和任督二脉密切相关。本病以阳气不足、精血亏少为主，而督脉为阳脉之海，有统领全身阳气、统帅诸阳经的作用，督脉通，则一身之阳均通；任脉为阴脉之海，具有调节全身诸阴经经气的作用，统领一身之阴气。

## 二、治疗方法

郭耀康认为治疗类风湿关节炎应"标本兼顾""针药并用"，总的治则为祛风散寒除湿，补肾通督温阳。针刺选穴以手足阳明、少阳、太阳经和督脉腧穴为主，因本病为多处关节肿痛、变形、功能受限，故多选取病痛关节附近三阳经腧穴，如鹤顶旁、犊鼻、阳陵泉、足三里、膝阳关、悬钟、解溪、昆仑、申脉、曲池、手三里、肘髎、小海、委中等，督脉之腰阳关、命门、脊中、中枢、筋缩、至阳等，并以艾炷灸上述诸穴，以达温经散寒之目的。每日针灸1次，10次为一疗程，疗程间休息2日。中药以羌活、独活、防风、秦艽、桂枝、麻黄、附子、牛膝等为主方，随证加减。

## 三、验案举隅

◎ 案例 1

张某，女，61 岁，主因"双侧肘、腕、膝关节肿痛反复发作 4 年，加重 2 月"于 2009 年 6 月 12 日就诊。患者有长期接触凉水史，自述 56 岁前洗衣物多用凉水，4 年前出现双侧肘、腕、膝关节肿痛，遇风寒湿症状加重，遇温热则症状减轻，2 月前患者感寒后，出现双侧肘、腕、膝关节肿痛加重，未就医，多穿衣物保暖后，症状亦未见缓解，10 天前于当地医院行类风湿化验：类风湿因子 95IU/mL，C– 反应蛋白：70mg/L，血沉：65mm/h，抗"O"451IU/mL。

诊断：类风湿关节炎。

建议口服泼尼松片、雷公藤多甙片、尼美舒利胶囊，患者口服上述药物 1 天，出现恶心、呕吐、纳差，遂停药，来郭耀康医生处就诊。症见：双侧肘、腕、膝关节肿痛，痛处固定，活动受限。查体：双侧肘、腕、膝关节压痛（+），关节无畸形，舌质红，苔薄白，脉沉紧。

诊断：骨痹。

辨证：阳虚寒凝。

治疗：温阳散寒。针刺双侧曲池、手三里、肘髎、小海、阳池、阳溪、鹤顶旁、犊鼻、阳陵泉、足三里、膝阳关、腰阳关、命门，针用平补平泻法，不行针，每穴加 2cm 长的艾条，行温针灸疗法，留针 30 分钟，每日 1 次，10 次为一疗程。中药处方：羌活 15g，独活 15g，秦艽 10g，桂枝 15g，干姜 15g，防风 10g，麻黄 15g，制附子 10g，细辛 3g。针灸治疗 4 次后，双侧肘、腕、膝关节肿消，疼痛缓解，治疗 10 次后，双侧肘、腕、膝关节疼痛消失，复查类风湿化验：类风湿因子 34IU/mL，C-反应蛋白：11mg/L，血沉：17mm/h，抗"O"316IU/mL，病情明显好转。

◎ 案例 2

孙某，女，72 岁，主因"双侧指、趾、膝关节肿痛反复发作 10 年，加重 1 月"于 2011 年 11 月 5 日就诊。患者双侧指、趾、膝关节肿痛反复发作 10 年，10 年前即诊断为"类风湿关节炎"，长期口服泼尼松片、雷公藤多甙片、塞来昔布胶囊，近 2 年患者逐渐出现双侧指、趾、膝关节畸形，关节僵硬，功能受限，行走困难，1 个月前接触凉水后出现双侧指、趾、膝关节肿胀疼痛加重，继续口服上述药物，症状缓解不明显，11 月 5 日来郭耀康医生处就诊。症见：双侧指、趾、膝关节肿胀疼痛，痛处固定，关节活动受限，双手指间关节鹅颈样畸形，双膝关节屈曲，不能伸直，双足趾关节外翻畸形。查体：双侧指、趾、膝关节有明显压痛，关节畸形，舌质红，苔薄白，脉沉细。

诊断：顽痹。

辨证：肝肾亏虚，痰瘀寒凝。

治疗：滋补肝肾，祛瘀化痰，通络止痛。针刺肝俞、肾俞、命门、关元、阳池、阳溪、鹤顶旁、犊鼻、阳陵泉、足三里、膝阳关、丰隆、太冲、行间、内庭、太溪，针用补法，不行针，每穴加 2cm 长的艾条，行温针灸疗法，留针 30 分钟，每日 1 次，10 次为一疗程。中药处方：黄芪 30g，淫羊藿 15g，骨碎补 15g，鸡血藤 10g，牛膝 15g，当归 15g，地龙 10g，川芎 15g，没药 10g，羌活 15g，秦艽 10g，甘草 6g。针灸治疗 6 次后，双侧指、趾、膝关节疼痛缓解，治疗 5 次后，双侧指、趾、膝关节消肿，病情明显好转。

◎ 案例 3

杨某，女，56 岁，主因"双侧肘、腕、指、膝关节肿痛反复发作 1 年余，加重 2 月"于 2014 年 1 月 26 日就诊。患者在冷库工作约 10 年，1 年余前，出现双侧肘、腕、指、膝关节肿痛，双手晨僵，畏寒喜暖，遇冷则疼痛加重，得温则痛减，于当地三甲医院就诊后诊断为"类风湿关节炎"，并予口服雷公藤多甙片、塞来昔布胶囊，关节肿痛症状虽有缓解，但逐渐出现恶心、纳差等胃肠道不适症状，2 月前患者因外出时穿衣较少，受寒，遂出现双侧肘、腕、指、膝关节肿痛加重，口服雷公藤多甙片、塞来昔布胶囊，着厚衣物，症状亦无减轻，2014 年 1 月 26 日来郭耀康医生处就诊。症见：双侧肘、腕、指、膝关节肿痛，无畸形，痛处固定，关节触之发凉，双手晨僵，喜热畏寒。查体：双侧肘、腕、指、膝关节有明显压痛，关节无畸形，舌质红，苔薄白，脉沉弦。

诊断：痛痹。

辨证：阳虚寒凝。

治疗：温阳散寒。针刺双侧曲池、肘髎、手三里、小海、阳溪、阳池、阳谷、三间、中渚、后溪、鹤顶旁、犊鼻、足三里、阳陵泉、腰阳关、命门，针用平补平泻法，不行针。其中，曲池、肘髎、手三里、阳池、三间、中渚、鹤顶旁、犊鼻、足三里、阳陵泉，每穴加 2cm 长艾条，行温针灸疗法，留针 30 分钟，每日 1 次，10 次为一疗程，腰阳关、命门行艾炷灸法，每次灸 5 壮。

中药处方：制附子 10g，干姜 15g，川椒 15g，羌活 15g，独活 15g，秦艽 10g，桂枝 15g，麻黄 15g，白术 10g，炙甘草 6g。针灸配合中药治疗 3 次，双侧腕关节肿消痛减，治疗 7 次，双侧指、肘、膝关节疼痛减轻，治疗 12 次，双侧肘、腕、指、膝关节肿痛均消失，恶心症状消失，纳差改善。

## 四、小结

郭耀康认为本病病机为"正虚感邪"，正虚是引发痹证的内因，感邪为外因。正虚指机体正气不足、腠理不密、卫外不固，为病之本；感邪指机体感受风、寒、湿、热之邪，阻滞经络，气血不畅，是入侵人体的主要外邪，为病之标。《灵枢·五变》曰："粗理而肉不坚者，善病痹。"《金匮要略·中风历节病脉证并治第五》论述历节的病因："寸口脉沉而弱，沉即主骨，弱即主筋，沉即为肾，弱即为肝。汗出入水中，如水伤心，历节黄汗出，故曰历节。"指出肝肾精血亏虚，不能充养筋骨，易遭受外邪的侵袭，这也是发病的内在因素。《素问·刺法论》："正气存内，邪不可干。"故"治病求本""扶正固本""标本兼治"的思想始终贯穿在郭耀康对类风湿关节炎的诊疗方案中。

他认为案例1中，患者双侧肘、腕、膝关节肿痛反复发作4年，病久使气血耗伤，正气不足，外邪易乘虚而入，故感寒后即出现关节肿痛症状加重，所谓"邪之所凑，其气必虚"，故本病以正气不足为本，寒邪袭络为标，针刺以三阳经局部取穴为主，疏通经络，使邪易出，阳池、阳溪、阳陵泉、足三里、膝阳关、腰阳关、命门，可疏通三阳经气血，加艾灸，可温经散寒，中药以羌活、独活散寒祛湿止痛，佐以麻黄、桂枝、干姜、制附子等温经散寒，驱邪外出。针药共奏温经散寒、祛湿止痛之功效。案例2中，患者双侧指、趾、膝关节肿痛反复发作10年，病久使气血耗伤，正气亏虚，肝肾亏损，风寒湿邪乘虚侵入，痹阻经络，凝滞关节，导致关节肿胀畸形，针刺以三阳经局部取穴为主，疏通经络，使邪易出，阳池、阳溪、犊鼻、阳陵泉、足三里、膝阳关、丰隆，可疏通三阳经气血，肝俞、肾俞、命门、关元，补益肝肾，加艾灸，可温经散寒，鹤顶旁穴位于鹤顶与髌骨内侧缘交点处，是郭耀康治疗膝关节疼痛的经验穴。中药以黄芪、淫羊藿、骨碎补、牛膝等补益肝肾，羌活、秦艽、当归、川芎、地龙等温经活血，化瘀止痛。针药共奏滋补肝肾、祛瘀化痰、通络止痛之功。案例 3 中，患者双侧肘、腕、指、膝关节肿痛反复发作 1 年余。患者长期在冷库工作，受寒湿之邪侵袭，若患者正气不足、腠理不密、卫外不固，寒湿之邪乘虚侵入，循经内传，湿流关节，则关节肿胀，寒性凝滞，导致气血痹阻，不通则痛。针刺以三阳经局部取穴为主，选取曲池、肘髎、手三里、小海、阳溪、阳池、阳谷、三间、中渚、后溪、鹤顶旁、犊鼻、足三里、阳陵泉、膝阳关等穴，可疏通经络，畅通气血，祛邪外出，艾灸腰阳关、命门，可温补肾阳，祛湿散寒，中药以制附子、干姜、川椒、桂枝、麻黄，温经散寒，佐以羌活、独活、秦艽、白术等祛湿散寒，通络止痛，炙甘草调和诸药。针药共奏温阳散寒、祛湿止痛之功效。

郭耀康认为类风湿关节炎早期、中期以寒湿型为多，晚期以正虚、阳虚型为多，治疗时早期、中期应以散寒祛湿为主，晚期治疗应以补正扶阳为主。患者长期服用大量免疫抑制剂、糖皮质激素、非甾体抗炎药，会出现明显恶心、呕吐、食欲不振、骨质疏松等不良反应，而针灸治疗不良反应少，且缓解疼痛效果明显，故应针灸、药物结合，以最大程度缓解疼痛、减少药物不良反应。

# 第十节　梅核气

梅核气是指咽喉中有异物感，如梅核梗阻，咯之不出，咽之不下的一种病证。梅核气的治疗在古籍中早有记载："妇人咽中如有炙脔，半夏厚朴汤主之。"《内经》中有关于梅核气的最早记载，如《灵枢·邪气脏腑病形篇》云："心脉……大甚为喉吤。"喉吤为梅核气的一种别称。《千金要方》："胸满，心下坚，咽中贴贴，如有炙肉脔，吐之不出，吞之不下。"这段记载高度概括了梅核气的发病特点，郭老认为，梅核气属于中医的"郁证"范畴，中医认为，此病由情志不遂，肝气不舒，气机不畅，痰气互结，停聚于咽所致。归根结底，这是一种由情绪引起的、以患者自体感觉为主导的一类疾病。郭老认为，本病的症状表现往往与情绪波动有关，属于"咽异感症"范畴。该病多发于中年人，以女性居多。本病除了有咽部异常的堵塞的感觉，如梗阻感、异物感等，有的时候还有灼热感、蚁行感等等。在现今临床中，咽异物感、咽部神经官能症等皆属梅核气之范畴。

随着社会及生活压力的增高，本病的发生率近年来也在逐年攀升，郭耀康在多年的临床治疗中，取得了较为满意的疗效，现将其治疗本病的临床经验总结如下。

## 一、病因病机

现代医学认为，该病的病因分为器质性病因和非器质性病因；器质性病因包括茎突过长、颈椎病、上呼吸道慢性炎症、咽肌食管肌痉挛、反流性食管炎、食道裂孔疝及胃病、咽喉及扁桃体病变、慢性鼻窦炎、环杓关节炎、咽、喉、食管、贲门部癌症早期等等。非器质性病因，常见有咽喉神经官能症、癔病、疑病性神经症、精神分裂症等。

中医学认为，本病的发生主要责之肝气郁结。肝主疏泄，性喜条达，若为情志所伤，肝失条达，则肝气郁结，循经上逆，结于咽喉；由于肝气郁结，患者常精神抑郁，多虑多疑，并觉胸闷胁胀，心烦郁怒，嗳气，喜太息。其次，肝病乘脾，以致肝郁脾滞，运化失司，津液不得输布，积聚成痰，痰气互结于咽喉而为病。脾虚痰聚者，则喉中痰多，肢倦纳呆，脘腹胀满，同时情志过极，心失所养，表现为精神恍惚，心神不宁；多疑易惊，喜怒无常，或时时欠伸。

## 二、治疗方法

郭耀康教授认为，本病病机属气郁痰凝，阻于喉中。郭耀康教授认为，梅核气的针灸治疗，主要原则为"理气降逆，开胸散结"。根据其发病特点及临床特征，可分为肝郁气滞型和脾虚痰聚型。

### 1. 肝郁气滞型

症状：咽喉内有异物感，或如梅核堵塞，吞之不下，吐之不出，甚则感到窒闷难忍，但不碍饮食。患者常精神抑郁，多虑多疑，并觉胸闷胁胀，善太息，郁怒，嗳气或乳房及少腹疼痛，或见颈项瘿瘤，情志抑郁，舌质淡红，苔白，脉弦。

治法：疏肝理气解郁。

方药：半夏厚朴汤（张仲景《金匮要略》）加减。

方药：半夏一升　厚朴三两　茯苓四两　生姜五两　干苏叶二两

上五味，以水七升，煮取四升，分温四服，日三夜一服。

选穴：廉泉、天突、膻中、期门、太冲、合谷、血海。

### 2. 脾虚痰聚型

症状：咽喉内异物感，上下游走不定或于某处固着不动，常觉痰多难咯。或有咳嗽痰白，肢倦，纳呆，脘腹胀满。舌胖，苔白腻，脉滑。

治法：健脾理气化痰。

方药：二陈汤加减。

选穴：廉泉、天突、丰隆、中脘、内关、阴陵泉。

操作方法：毫针刺廉泉穴，取 1.5 寸无菌针灸针，针尖向上刺至舌根部，行小幅度提插补法，并令患者做吞咽动作，患者会感到局部有酸麻憋胀的感觉，继续行手法，至异物感消失为止。针刺天突穴用 1 寸毫针，沿胸骨柄方向斜刺 0.5 ~ 0.8 寸，行小幅度、高频率捻转补法，至患者感到局部憋胀为度。取合谷、内关、太冲、丰隆等穴，中等刺激，取气会膻中以调畅气机，解郁顺气；留针 30 分钟，每日 1 次。

### 3. 咽喉部导引法

郭教授在治疗梅核气的过程中，还十分重视患者咽喉部的自我主动训练，认为其在患者康复过程中起到很大的作用，具体操作方法如下：

（1）嘱患者不拘行立坐卧，随时闭目静心，待神调气定后，行叩齿 36 次，再以舌上下左右搅动，待津液满口时进行鼓漱，然后如咽有硬物状，将咽津吞下。

（2）静坐，以舌托上腭，凝神，自觉处有一股凉水流下，待将满口时，吞下。

## 三、验案举隅

◎ 案例 1

张某，女，49 岁。2020 年 4 月 4 日前来就诊，诉近两年来咽中如有异物，反复咳嗽，咽痒不适，失眠，多疑易惊，烦躁易怒，时悲时喜，悲忧善哭，喜怒无常，颜面潮红，手心汗出，四肢倦怠乏力，眠差，舌质淡，少苔，脉弦细。就诊于我院门诊，经 B 超、喉镜及相关检查均无明显异常，曾诊断为神经官能症，长期服用百忧解、氟西汀治疗失眠及抑郁症。

中医诊断：郁证、梅核气。

西医诊断：神经官能症。

辨证：肝郁血虚脾弱。

治疗：疏肝健脾，养心安神。

（1）针灸治疗：取天突、廉泉、膻中、血海、期门、合谷、太冲、神门。具体操作方法：毫针刺廉泉穴，取 1.5 寸无菌针灸针，针尖向上刺至舌根部，行小幅度提插补法，并令患者做吞咽动作，患者会感到局部有酸麻憋胀的感觉，继续行手法，至异物感消失为止。针刺天突穴选用 1 寸毫针，沿胸骨柄方向平刺 0.5 ~ 0.8 寸，行小幅度、高频率捻转补法，至患者感到局部憋胀为度。取合谷、内关、太冲、血海等穴，中等刺激，均采用直刺 0.5 ~ 1 寸，留针 30 分钟，每日 1 次。（2）耳穴压豆：选取王不留行籽制成耳穴贴，取双耳心、肝、肾、交感、皮质下、神门、咽喉等；（3）咽喉部导引法：行叩齿36 次，再以舌上下左右搅动，待津液满口时进行鼓漱，然后如咽有硬物状，将咽津吞下。或静坐，以舌托上腭，凝神，自觉该处有一股凉水流下，待将满口时，吞下。随诊：患者针刺治疗 5 天后，自述咽部异物感较前明显缓解，胸闷、胁肋胀满症状减轻。睡眠较前好转。治疗 20 天后，患者咽喉部异物感几近消失，自述情绪平稳，无胸闷不适，纳可，眠可。

◎ 案例 2

张某，女，45 岁，2009 年 5 月初诊。主诉：咽喉不利 3月，加重 1 周。患者于 3 月前因劳累及情绪波动出现咽喉不利，自觉有痰，吞之不下，咯之不出，未系统治疗。近 1 周又因生气，病情加重，遂来诊。现症：自觉有物哽在喉间，吞之不下，咯之不出，口干口苦，情绪易波动，时有胸胁胀闷，纳呆，夜眠差，小便黄，大便时干时稀，1 ~ 2 日一行。舌淡，边有齿痕，苔腻微黄，脉弦细。

诊断：梅核气。

辨证：肝郁气滞，脾虚痰结。

治疗：疏肝理气，健脾化痰。

选穴：颈百劳、人迎、天突、膻中、中脘、气海、列缺、神门、合谷、太冲、丰隆、足三里。

操作方法：颈百劳、人迎以快针手法，不留针。余穴均用平补平泻法，每日 1 次，每次 20 分钟，中间行针 1 次。

诊疗经过：针刺 3 次后症状明显减轻，改为隔日 1 次，治疗 10 次后患者症状基本消失，嘱患者调畅情志，清淡饮食，避免生冷辛辣刺激。随访半年后未复发。

郭老认为，颈百劳可滋补肺阴，舒筋活络，咽喉为肺所主，可通利咽喉；人迎属局部取穴，为足阳明胃经和足少阳胆经之交会穴，阳明多气多血，阳明主降。天突属任脉腧穴，为天之气与肺之气交通之处，禀任脉阴精之气，为气机出入之处，故本穴主治气机不利之疾。膻中为八会穴之气会，可降气安神，滋补心肺之阴，气海可补益元气，助脾胃运化，则痰湿可除；中脘、足三里、丰隆健脾化痰；合谷、太冲开四关，疏肝解郁；列缺为肺经络穴，八脉交会穴，通于任脉，任脉通行阴部联系膀胱，故本穴可宣肺理气，清热利湿；神门为心经之原穴，可宁心安神助眠，此外本病属神智相关疾病，与情绪波动、心神异常密切相关。诸穴合用，共奏疏肝理气，健脾化痰之功。

## 四、小结

郭耀康教授认为，梅核气之病因，一为情志致病。患者素来情志不遂，或悲伤忧愁，或郁怒愤懑，从而致使气机不畅，循经上逆咽喉，壅聚不散则导致病发。二为脾虚胃弱，饮食所伤。素体脾胃虚弱，或久病损伤脾胃，脾虚失健，运化失司，水湿内停，凝而为痰并结于咽，则发病。平日喜食肥甘厚味、辛辣刺激之物，使脾胃热盛，灼液为痰，痰火凝结于咽喉，则发病。

郭老提出，梅核气的发病原因较为复杂。如鼻病可以引起梅核气，这表明咽喉邻近组织有恙，如鼻渊、鼻窒、食管病变等，均可出现梅核气；又如喉痹致梅核气之状，由于咽喉本身因素，如虚实喉痹、虚实乳蛾、石蛾、喉咽病变，也可导致梅核气。故在临床应认真辨证，明确病因，必要时结合相应医学检查，以利于治疗。同时，梅核气治疗还应重视预防调护，宜悉心开导，解除思想顾虑，增强治疗信心。饮食上少食煎炒炙煿辛辣之品，注重加强体育锻炼，增强体质，同时配合使用咽喉部的导引法进行锻炼。

# 第十一节　面肌痉挛

面肌痉挛是以一侧面部肌肉阵发性、不自主抽动为特点的疾病，中医学称之为"筋惕肉瞤""面风"等。表现为阵发性、快速而且无规律的面部肌肉抽动，多限于一侧，两侧受累较少。一般从眼轮匝肌的轻微抽动开始，逐渐向口角和面部扩展。重者眼轮匝肌抽动致睁眼困难，每次持续数秒至数分钟，疲劳、情绪激动、自主运动时加重，症状于入睡后消失。神经系统检查无其他阳性体征，晚期少数病人可有面肌轻度无力和萎缩。

本病为临床常见的难治性疾病之一，多见于中老年人，女性多发。目前，药物治疗效果不理想，缠绵难愈，而且容易复发。郭耀康通过不断地探索，创新采用交通任督法闪罐配合针刺治疗面肌痉挛，取得了突破性的进展，现总结如下。

## 一、病因病机

西医目前对本病的病因未明，多认为是由于某种机械性的压迫或刺激出现在面神经的通路上所致，部分可见周围性面瘫逾期未愈出现后遗症者。其发病机制可能是面神经的异位兴奋或伪突触传导。

中医学认为，本病乃因人体正气不足，脉络空虚，风寒或风热之邪乘虚而入，致面部经络痹阻，气血运行不畅，筋脉拘急抽搐；或阴虚血少，虚风内动，导致筋脉失养而抽搐。临床分为风寒阻络、风热袭络及虚风内动三型。

郭耀康认为本病病位虽在面部，但其根本原因在于阴阳失调。《素问·阴阳应象大论》曰："善用针者，从阴引阳，从阳引阴。"即治病必求于本，"本"就是本于阴阳。故治疗本病宜从中医的整体观出发，以交通任督法调和阴阳脏腑，疏通经络气血，兼以扶正祛邪而止痉。

## 二、治疗方法

1. 交通任督法闪罐治疗：患者先取仰卧位，用 5 号玻璃罐沿任脉自中脘至关元做闪罐治疗约 5 分钟，直至局部皮肤潮红。再取俯卧位，沿督脉自大椎至腰阳关做闪罐治疗约 5 分钟，直至局部皮肤潮红。当感觉罐口温度升高，要及时更换玻璃罐，以免烫伤患者局部皮肤。

2. 针刺治疗：郭耀康临证取患侧之攒竹、太阳、颧髎、翳风和双侧合谷、太冲为主穴。

配穴：风寒阻络型加风池；风热袭络型加曲池、内庭；虚风内动型加三阴交、太溪，均取双侧。平补平泻，各穴得气后留针 30 分钟。攒竹、太阳、颧髎不行针，余穴中间行针 1 次。

以上治疗每日 1 次，5 次后改为隔日 1 次，10 次为一疗程，疗程间不休息。

### 3. 注重治神

郭耀康在治疗过程中，亦十分重视治神。强调治神必须始终贯穿于针刺操作的全过程。他认为，面肌痉挛患者大都病程较长，几经治疗却未见疗效，部分患者甚至对治疗失去信心。本病在面部，经久不愈影响容貌，导致患者情绪紧张。因此在整个治疗过程中应注重调整好患者的情绪，鼓励其树立战胜疾病的信心，使患者有一个稳定的心态和最佳的情绪。只有医患配合，安神定志，坚持治疗，才能达到最佳的治疗效果。

## 三、验案举隅

◎ 案例 1

白某，女，47 岁，主因"右侧下眼睑不自主抽动一周，加重 2 日"于 2010 年 11 月 21 日就诊。患者自述于 11 月 14 日晨起外出受凉后，出现右侧下眼睑轻微的不自主抽动，呈阵发性，一日发作十余次，每次几秒。近两日病情加重，每日发作次数增加，发作时间延长，受凉或疲劳时加重。遂前来就诊。现症：阵发性右侧下眼睑不自主抽动，纳可，眠佳，二便调，舌质淡，苔薄白，脉浮紧。神经系统检查无其他阳性体征引出。

诊断：面肌痉挛。

证型：风寒阻络。

治疗：交通任督法调和阴阳脏腑、疏通经络气血，扶正祛风散寒而止痉。先行交通任督法闪罐治疗五分钟。针刺治疗右侧之攒竹、太阳、颧髎、翳风、风池和双侧合谷、太冲。平补平泻，各穴得气后留针 30 分钟。攒竹、太阳、颧髎不行针，余穴中间行针 1 次。次日患者就诊时诉病情减轻，抽搐次数减少，持续时间缩短。继续同前治疗 3 次，患者已无不适。

◎ 案例 2

王某，男，58 岁，主因"右侧面部阵发性不自主抽动 3 年余，加重半月"于 2011 年 5 月 6 日就诊。患者述 2008 年春

节后，无明显原因出现右侧下眼睑不自主抽动，呈阵发性，
开始是一日发作几次，或间隔几日发作 1 次，发作时间短，抽
搐轻微，未予理会，逐渐病情加重，右侧上下眼睑均抽搐，且
发作次数增加，发作时间增长，情绪激动或睡眠不好时明显加
重。近半个月，病情继续加重，右侧口角不自主抽动，整个右
侧面部抽动明显。现症：阵发性右侧面部不自主抽动，口干，
纳可，眠差，二便调，舌红少苔，脉弦细。神经系统检查无其
他阳性体征引出。

诊断：面肌痉挛。

证型：虚风内动。

治疗：交通任督法调和阴阳脏腑、益气养血、息风舒筋而
止痉。先行交通任督法闪罐治疗五分钟，针刺治疗百会、四神
聪、右侧之攒竹、太阳、颧髎、翳风和双侧合谷、神门、三阴
交、太冲、太溪。平补平泻，各穴得气后留针 30 分钟。面部
穴不行针，余穴中间行针 1 次。治疗 3 次，患者诉病情无明显
减轻，遂加肝俞、肾俞，快针针刺，得气后即出针，不留针。
治疗 6 次后，右侧面部痉挛和口干明显好转，夜间睡眠时间可
达 5 小时左右，睡眠质量提高，再治 18 次诸证皆消。共治疗
27 次而告痊愈。

◎ 案例 3

张某，女，52 岁，2012 年 11 月初诊。主诉：左侧面部不
自主抽动 3 年，加重半月。患者 3 年前因劳累加之生气后出现

左侧下眼睑跳动，偶有面部不自主抽动，每因劳累或情绪波动加重，近半月来情绪不稳，病情加重，遂来诊。现症：左侧面部不自主抽动，以下眼睑及嘴角为甚，每次持续数秒，每天发作5～8次，劳累或受凉后加重，口干，手足心热，情绪易波动，时有胸胁胀闷，纳可，夜眠差，小便黄，大便干，1～2日一行。舌边尖红，舌苔微黄，脉弦细。

诊断：面肌痉挛。

证型：肝经郁热，阴阳失和。

治疗：清肝解郁，调和阴阳。郭耀康用交通任督法闪罐治疗：患者先取仰卧位，用5号玻璃罐沿任脉自中脘至关元做闪罐治疗约5分钟，直至局部皮肤潮红。再取俯卧位，沿督脉自大椎至腰阳关做闪罐治疗约5分钟，直至局部皮肤潮红。取穴：水沟、印堂、左侧攒竹、太阳、颧髎、翳风、双侧合谷、太冲、期门、支沟、中脘、膻中。平补平泻，各穴得气后留针30分钟。攒竹、太阳、颧髎不行针，余穴中间行针1次。以上治疗均为每日1次。患者治疗5次后症状好转，面部抽搐减轻，发作次数减少，后改为隔日1次治疗，10次为一疗程，疗程间不休息。一疗程后患者症状基本消失，再针刺一疗程巩固后，患者症状未再发作。嘱患者避风寒，畅情志，适饮食。

## 四、小结

交通任督法是郭耀康的主要学术思想之一，是以任督二脉的穴位为主穴，施以一定的针刺手法，使阴阳脏腑、经络气血平衡而治愈疾病。他创新性地采用交通任督法闪罐配合针刺治疗面肌痉挛，提高了疗效，缩短了疗程。闪罐可祛风散寒、行气活血、舒筋活络。沿督脉的闪罐为通阳，沿任脉的闪罐为调阴，通过在此二脉上的多次闪罐，将通阳和调阴相结合，交通了任督二脉，使阴阳得以平衡。任脉的中脘为胃经之募穴，也是八会穴之腑会，可健脾和胃、扶正固本。5号罐的外径为7cm，在沿督脉闪罐时，亦能作用于膀胱经第1侧线的背俞穴，起到调节脏腑功能和扶正祛邪之功效。故交通任督法闪罐，既能调和阴阳脏腑、疏通经脉气血，又能镇静安神息风、扶正固本祛邪，使经筋得以濡养而止痉。由于反复多次地吸拔和取下，闪罐比留罐作用的穴位多、刺激量大，效果更佳。闪罐后，患者感觉舒适且局部不会留有罐印，也更易于接受。

　　翳风属手少阳三焦经，是祛风通络之要穴。既可疏散外风，又可平息内风。该穴深部有面神经干，针刺可降低面神经的兴奋性，镇静止痉。合谷为手阳明经原穴，《针灸大成》中有"面口合谷收"的歌诀。太冲为足厥阴经原穴，《针灸甲乙经》云："痉，互引善惊，太冲主之。"两穴相配谓"开四关"，可疏风活血通络、镇肝息风解痉。与局部的攒竹、太阳、颧髎诸穴同用，共奏疏风通络、调和营卫、运行气血、舒筋止痉之功，从而使局部气血经络通畅条达，面部痉挛自止。

　　案例1证属风寒阻络，选用风池穴加强疏风散邪之力，患者病情轻且病程短，使用本疗法后见效快，疗效好。而案例2由于患者病情重且病程长，针刺3次后无明显疗效，郭耀康遂配合快针针刺肝俞、肾俞两个穴位，以滋肾阴、平肝息风。肝经上循颠顶，会于督脉，百会位居颠顶正中，为手足三阳和督脉之会，选此穴有平肝息风、镇肝潜阳之效；与四神聪、神门相配，可安神定志。由此可见，郭耀康在临床上，善于使用特定穴，配穴自如，运用灵活，每获良效。案例3证属肝经郁热，阴阳失和。水沟可疏通三焦元真之气运行，交通天地阴阳，是交通任督、调整阴阳的要穴；印堂位于督脉之上，可宁心安神；膻中，心包经之募穴，八会穴之气会，宗气之所聚，可治疗一切气机不畅疾病；中脘为胃经之募穴，也是八会穴之腑会，本病为面部肌肉抽搐，脾主肌肉，面部为阳明所主，且患者为肝经郁热，肝旺则克中土，故用中脘以调补脾胃，扶正固本，经筋得以濡养而抽动自止。四穴合用，达交通任督、调和阴阳之功效。期门为肝经募穴，又是肝、脾二经和阴维脉之会穴，可疏泄肝气；支沟穴为三焦经之火穴，可清泻三焦，疏利肝胆，《标幽赋》曰："胁疼肋痛针飞虎。"飞虎就是支沟穴的别称。该患者久病入络，又值更年期，肝肾精血不足，情绪烦躁，胸胁胀满，故针刺期门、支沟调肝清热，疏肝通络。翳风属少手阳三焦经，可息风通络，行气开郁。与局部的攒竹、太阳、颧髎诸穴同用，共奏疏风通络、运行气血、舒筋止痉之功。合谷为手阳明经原穴，世为四总穴之一；太冲为足厥阴经原穴，两穴相配谓"开四关"，为疏风活血通络、镇肝息风解痉的重要组穴。

郭耀康认为重视患者的个人调护能有效提高疗效和防止复

发。临证时，他对每位患者都要反复强调以下注意事项：注意保暖，避免感受风寒；应保持情绪舒畅，防止精神紧张；保证睡眠质量，不要熬夜；忌食辛辣刺激食物，戒烟酒。

# 第十二节　面瘫

面瘫是以口、眼向一侧歪斜为主要表现的病证，又称为"口眼歪斜"。常在睡眠中醒来时发现一侧面部肌肉板滞、麻木、瘫痪，额纹消失，眼裂变大，露睛流泪，鼻唇沟变浅或消失，口角下垂并歪向健侧，病侧不能皱眉、蹙额、闭目、露齿、鼓颊。部分患者初起时有耳后疼痛，还可出现患侧舌前2/3味觉减退或消失，听觉过敏等证。病程迁延日久，可因局部肌肉瘫痪出现挛缩，口角反牵向患侧，甚则出现面肌痉挛，形成"倒错"现象。

本病可发生于任何年龄，多见于冬季和夏季。发病急速，以一侧面部发病为多。手、足阳经均上行于头面部，当病邪阻滞面部经络，尤其是手太阳和足阳明经筋功能失调，可导致面瘫的发生。本病相当于西医的周围性面神经麻痹，最常见于贝尔麻痹，西医分为急性期、恢复期和后遗症期。

本病为针灸科常见病，经多年的临床实践，郭耀康采用中西医结合的方法治疗面瘫，取得了很好的临床疗效。现将他治疗面瘫的临床经验总结如下。

## 一、病因病机及经络辨证

### 1. 病因病机

现代医学认为，面部局部受风或寒冷刺激，引起面神经管及其周围组织的炎症、缺血、水肿，或自主神经功能紊乱，局部营养血管神经痉挛，导致组织水肿，使面神经受压而出现炎性变化。

中医学认为本病因机体正气不足，脉络空虚，卫外不固，风寒乘虚侵袭面部经络，致气血运行痹阻，经筋功能失调，筋肉失于约束，出现面瘫；或因病程严重或失治误治，其病日久不愈，正气亏虚，不能行血，经络瘀阻，致气虚血瘀，面部筋脉肌肉长期失于濡养，弛缓不收，致面瘫逾期不愈。

### 2. 经络辨证

郭耀康将中医的经络理论与西医的面神经解剖、病位相结合，提出本病不仅与手足太阳、阳明、少阳经筋有关，而且和任督二脉密切相关。手足六阳经筋均行于面部，手阳明经筋"上颊，结于颃"，足阳明经筋为"目下纲"，足太阳经筋为"目上纲"，手太阳经筋"下结于颔，上属目外眦"，手少阳经筋"循耳前，属目外眦"，足少阳经筋"下走颔，上结于颃。支者，结于目外眦，为外维"。督脉主干分支都循行上头面部，与六阳经、阳维均有交会。且任脉为阴脉之海，具有调节全身诸阴经经气的作用，统领一身之阴气，督脉为阳脉之海，有统领全身阳气、统帅诸阳经的作用，督脉通，则一身之阳气均通。

## 二、治疗方法

郭耀康认为风寒袭络或风热袭络均见于发病初期，即急性期，气虚血瘀见于恢复期和后遗症期。

对于急性期，郭耀康"急则治其标"，治以祛风散寒或疏风清热、活血通络、疏调经筋，同时健脾和胃、扶正祛邪。临证针药并用，针刺以督脉和面部循经取穴为主，人中、患侧阳白、攒竹、太阳、四白、地仓透颊车，及循经远端取穴的健侧合谷等，风寒袭络型加风池，合并面部拔罐；风热袭络型加曲池、内庭。第1周每日1次，从第2周开始隔日1次，10次为一疗程，疗程间不休息。中药以白附子、僵蚕、全蝎、防风、柴胡、白芷、黄芪、川芎为主方，风寒袭络型加桂枝、细辛、羌活等；风热袭络型加蒲公英、大青叶、鱼腥草、败酱草等。

对于恢复期和后遗症期，郭耀康"缓则治其本"，治以益气活血、祛风通络、濡养经筋。针药并用，先以圆针在患侧阳白、攒竹、太阳、鱼腰、丝竹空、四白、牵正、地仓、颊车等穴点，揉约10分钟，针刺以风府、气海、患侧风池、翳风、攒竹、阳白、四白、颧髎、颊车、地仓、健侧合谷和双侧足三里为主方，并随证加减。隔日1次，10次为一疗程，疗程间不休息。中药以党参、白术、黄芪、当归、川芎、丹参、白附子、僵蚕、全蝎、白芍、地龙为主方，临证随证加减。

## 三、验案举隅

◎ 案例 1

周某，女性，36 岁。主因"右侧口眼歪斜 3 日"于 2021 年 6 月 17 日初诊。患者诉 3 日前无明显诱因晨起出现右侧面部活动不利。遂来郭耀康处就诊，现症：右侧口眼歪斜，纳可，夜寐佳，二便调。舌质淡，苔薄白，脉浮紧。体格检查：右侧额纹变浅，抬眉无力，不能蹙眉，右眼睑闭合无力，右侧鼻唇沟变浅，示齿时口角歪向左侧，鼓腮时右侧口角漏气，人中歪向左侧，伸舌居中。

诊断：周围性面瘫（急性期）。

证型：风寒阻络。

治则：祛风散寒、活血通络、濡养经筋。

治法：针刺人中、患侧阳白、攒竹、太阳、四白、地仓透颊车、健侧合谷，针用泻补法，留针 30 分钟，不行针。

通督推拿治疗：患者取仰卧位，先以一手拇指点按揉百会穴，再将双手中指和无名指并拢，自上而下，依次点按揉面部两侧的阳白、攒竹、鱼腰、丝竹空、太阳、迎香、四白、颧髎、下关、牵正、地仓、颊车、夹承浆等穴各约半分钟。患者再取坐位，由颈项部风府穴至大椎穴，沿督脉和膀胱经施点按法、指揉法和拿法等各约 5 分钟，重点在风府和大椎穴。最后揉捏翳风和风池穴各约 1 分钟。上述治疗每日 1 次，10 次为一疗程。治疗 3 次后，病情开始好转。治疗 8 次后，病情明显好转，共治 13 次而愈。

◎ 案例 2

杨某，男性，38 岁。主因"左侧口眼歪斜 2 日"于 2021 年 6 月 11 日初诊。患者自述于 6 月 6 日感冒发热，左侧头部胀痛。自行口服感冒药后，出现左侧耳后阵发性疼痛。两日前，晨起突然出现左侧面部活动不利。今日病情加重，遂来郭耀康处就诊。现症：左侧口眼歪斜，左耳后阵发性疼痛，口干，纳可，眠佳，二便调。舌质红，苔薄黄，脉浮数。体格检查：左侧额纹消失，不能抬眉，不能蹙眉，左眼睑闭合不全，约有 1mm 裂缝，左侧鼻唇沟消失，示齿时口角歪向右侧，鼓腮时左口角漏气，人中歪向右侧，左乳突区压痛（＋）。伸舌居中。

诊断：周围性面瘫（急性期）。

证型：风热袭络。

治则：疏风清热、活血通络、疏调经筋。

治法：针刺取人中、患侧阳白、攒竹、太阳、四白、地仓透颊车、健侧合谷、双侧曲池、内庭。针用泻法，留针 30 分钟，不行针，每日 1 次，10 次为一疗程。

中药处方：白附子 10g，全蝎 10g，僵蚕 10g，柴胡 9g，蒲公英 15g，大青叶 15g，败酱草 15g，鱼腥草 15g，白芷

12g，防风 9g，黄芪 15g，川芎 9g，葛根 12g，白芍 12g，赤芍 10g，泽泻 9g，麦冬 15g。上述治疗治疗 2 次后，病情开始好转，左耳后疼痛消失。治疗 6 次后，病情明显好转，共治疗 11 次达到痊愈。

## 四、小结

郭耀康认为本病根据病因病机分为风寒阻络、风热袭络和气虚血瘀三型。风寒阻络：发病突然，多在睡卧醒来时发现一侧面部呆板、麻木、头顶痛、面颊不能随意动作，目张不合，口角偏向健侧，露睛流泪，舌红苔薄白，脉浮紧。风热袭络：以一侧耳枕部疼痛，耳部疱疹，耳鸣重听为首发症状，伴烦躁易怒，继则出现一侧目张不合，露睛流泪，引口移颊，舌歪，口苦涩，舌红苔黄，脉滑数。气虚血瘀：发病日久，以一侧口眼歪斜，面部麻木为主证，或伴有神疲乏力、一侧头部刺痛等证，舌质暗，苔薄白，脉细涩。

郭耀康常取阳白、攒竹、迎香、地仓、颊车、风池、翳风、合谷以达到祛风通络，疏调经筋的作用。

郭耀康提出本病不管何种分型，早期应该选穴少，3～5 穴即可，轻浅刺激。于一周后方可逐步增加刺激量。治疗期间面部应避免受寒，眼睑闭合不全者可戴眼罩防护，或点眼药水，以防感染。

郭耀康认为案例 1 中，患者右侧口眼歪斜 3 日，因风寒之邪侵袭面部阳明、少阳经筋而致。通督推拿治疗重点在风府、大椎。风府为足太阳膀胱经、阳维脉、督脉之会，是搜风之要穴，能祛周身内外风邪；阳白为足少阳经与阳维脉的交会穴，四白为足阳明胃经穴，故取诸穴为局部循经取穴，疏导阳明、少阳经气，共奏疏风散邪活络牵正之功。

案例 2 中，左侧口眼歪斜 2 日，因风热之邪侵袭面部阳明、少阳经筋而致。手足阳明经脉上循于面，经筋结面颊，取手阳明之原穴合谷，清泻阳明湿热，活络荣筋。曲池为手阳明经之合穴，阳明为多气多血之经，又与肺相表里，故有行气血、通经络、调营卫的功能，与合谷相配，能通经活络，散风泻热。内庭为足阳明胃经之荥穴，清胃热，化积滞，余穴同前，疏导阳明、少阳经气，以达泻热收纵之效。

# 第十三节　尿潴留

尿潴留是指膀胱内充满尿液而不能排出，常常由排尿困难发展到一定程度引起。在中医学领域称为"癃闭"。急性尿潴留发病突然，膀胱内充满尿液不能排出，胀痛难忍，辗转不安，有时从尿道溢出部分尿液，但不能减轻下腹疼痛。慢性尿潴留为排尿不畅、尿频，常有排尿不尽感，有时出现尿失禁现象。

经多年的临床实践，郭耀康采用针灸结合中药、中西医结合治疗尿潴留，取得了很好的临床疗效，有效避免了导尿和泌尿系感染。现将他治疗尿潴留的临床经验总结如下。

## 一、病因病机

现代医学认为引起尿潴留的病因很多，可分为机械性和动力性梗阻两类。机械性梗阻病变最多见，如良性前列腺增生、前列腺肿瘤；膀胱颈梗阻性病变如膀胱颈挛缩、膀胱颈部肿瘤及先天性后尿道瓣膜等各种原因引起的尿道狭窄、肿瘤、异物和尿道结石；此外，盆腔肿瘤、处女膜闭锁的阴道积血、妊娠的子宫等均可以引起尿潴留。动力性梗阻是指膀胱出口、尿道无器质性梗阻病变，尿潴留系排尿动力障碍所致。最常见的原因为中枢和周围神经系统病变，如脊髓或马尾损伤、肿瘤、糖尿病等，造成神经源性膀胱功能障碍。直肠或妇科盆腔根治性手术损伤副交感神经分支。痔疮或肛瘘手术以及腰椎麻醉术后可出现排尿困难，引起尿潴留。此外，各种松弛平滑肌的药物如阿托品、普鲁苯辛、654-2 等，偶尔亦可致排尿困难引起尿潴留。

中医学认为癃闭的发生主要与外邪侵袭、饮食不节、情志内伤、瘀浊内停、体虚久病有关。本病是由于三焦气化失常所致。在上焦为肺热气壅，水道通调受阻；在中焦多因脾失健运，清气不升而致浊阴不降；在下焦多因湿热蕴结或肾元亏虚，致使膀胱气化无权。郭耀康提出该病病位在肾和膀胱，涉及肺、脾、肝、三焦，病机为膀胱气化功能失调。

郭耀康根据患者尿潴留的症状，结合舌脉特征，将本病分为六型。

1.膀胱湿热型：小便点滴不通，或量极少而短赤灼热，小腹胀满，口苦口黏，或口渴不欲饮，或大便不畅，舌质红，苔黄腻，脉数。

2.肺热壅盛型：小便不畅或点滴不通，咽干，烦渴欲饮，呼吸急促或咳嗽，苔薄黄，脉数。

3.肝郁气滞型：小便不通，或通而不爽，胁腹胀满，烦躁易怒，舌红，苔薄黄，脉弦。

4.浊瘀阻塞型：小便点滴而下，或尿如细线，甚则阻塞不通，小腹胀满疼痛，舌紫暗或有瘀点，脉细涩。

5.脾气不升型：时欲小便而不得出，或量少而不爽利，小腹坠胀，似欲大便，乏力气短，语声低短，语声低微，小腹坠胀，神疲纳呆，舌质淡，脉弱。

6.肾阳衰惫型：小便不通或点滴不爽，排出无力，面色㿠白，精神萎顿，畏寒怕冷，腰膝冷而酸软无力，舌质淡，苔白，脉沉细而弱。

## 二、治疗方法

郭耀康认为治疗尿潴留必须针对病因进行，急救的目的是排空膀胱和预防感染。中医治疗原则为调理膀胱，行气通闭。针刺取穴以膀胱背俞穴与膀胱募穴为主，实证主穴为中极、膀胱俞、秩边、阴陵泉、三阴交，根据具体证型配伍不同的腧穴。膀胱湿热型配委阳、委中、曲池、行间；肺热壅盛型配尺泽、肺俞；肝郁气滞型配太冲、肝俞、大敦、蠡沟；浊瘀阻塞型配次髎、血海、曲骨、膈俞。虚证主穴为关元、脾俞、肾俞、三焦俞、秩边。脾气不升型配气海、足三里；肾阳衰惫型配太溪、命门。每日针刺1次，10次为一疗程，疗程间休息1日。

## 三、验案举隅

◎ 案例 1

宋某，男，54 岁，主因"小便淋沥不畅，灼热疼痛 10 天"于 2016 年 11 月初就诊。患者近 10 日来小便淋沥不畅，溲时灼热疼痛，日渐加重，现排尿有时竟点滴全无，有时则点滴难下。舌质绛红，舌苔薄黄而躁，脉象洪数有力。

诊断：癃闭。

证型：膀胱湿热型。

治则：清热泻火、滑窍通溲。

治法：针刺中极、膀胱俞、秩边、阴陵泉、三阴交、委阳、委中、曲池、行间，平补平泻，留针 30 分钟，每隔 10 分钟行针 1 次。每日 1 次，10 次为一疗程。治疗 3 次后，患者小便渐畅，灼热疼痛渐减，治疗 6 次后，患者舌苔正常，脉象较平，仍偏于数，小便通畅，灼热疼痛消失。后电话随访 2 次，患者诉小便通畅无疼痛。

◎ 案例 2

谢某，女，53 岁，主因"小便不畅 15 天"于 2017 年 7

月就诊。患者平素爱生气，近半月小便不畅，有时点滴不下，伴有胁腹胀满、嗳气、烦躁、善怒，舌红，苔薄黄，脉弦数。

诊断：癃闭。

证型：肝郁气滞型。

治则：疏利气机，通利小便。

治法：针刺中极、膀胱俞、秩边、阴陵泉、三阴交、太冲、肝俞、大敦、蠡沟，平补平泻，留针30分钟，每隔10分钟行针1次。每日1次，10次为一疗程。治疗5次后，患者小便逐渐增多，胸胁胀满减轻，治疗8次后，患者小便通畅，心情好转，胸胁胀满消失。病愈后电话随访2年，未再复发。

## 四、小结

《素问·灵兰秘典论》曰："膀胱者，州都之官。津液藏焉，气化则能出焉。"明确指出膀胱的生理功能为贮藏尿液，排尿则依靠其气化功能。故《素问·宣明五气论》曰："膀胱不利为癃。"阐明了膀胱气化失调是癃闭的基本病机。人体小便的通畅与否有赖于三焦气化功能，而三焦气化主要依靠肺的通调、脾的转输、肾的气化来维持，又需要肝的疏泄来协调。故肺、脾、肾、肝功能失调，亦可致癃闭。肾主水，与膀胱相表里，共司小便，体内水液的分布与排泄，主要依赖肾的气化。此外，膀胱的气化，亦受肾气所主，肾与膀胱气化正常，则膀胱开阖有度，小便藏泄有序。若肾阳不足，命门火衰，气化不及州都，则膀胱气化无权，亦可发生癃闭。此外，肺位于上焦，为水之上源；脾居中焦，为水液升降之枢纽；肝主疏泄，协调三焦气机之通畅。因此，郭耀康提出治疗本病不可局限于肾与膀胱，还应兼顾肺、脾、肝、三焦。

癃闭病理性质有虚实之分，其病理因素有湿热、热毒、气滞及痰瘀。郭耀康认为属实者为膀胱气化不利，属虚者为膀胱气化无权。膀胱湿热，肺热气壅，肝郁气滞，尿路阻塞以至膀胱气化不利者为实证。脾气不升，肾阳衰惫，导致膀胱气化无权者为虚证。但各种原因引起的癃闭，常互相关联，或彼此兼夹。如肝郁气滞，既可化火伤阴，又可导致血瘀阻塞。若湿热久恋不愈，又见肾阴灼伤者；或肺热壅盛不退，损津耗液严重，水液无以下注膀胱；或脾肾虚损日久，可导致气虚无力运化而兼夹气滞血瘀者，均可表现为虚实夹杂之证。

郭耀康提出癃闭的病情传变取决于邪正斗争之结果。若病情轻浅，病邪不盛，正气无大伤者，且救治及时、有效，则可见尿量逐渐增多，此为正胜邪退，疾病好转的标志，可能获得痊愈。若病情深重，正气衰惫，邪气壅盛者，则可由"癃"至"闭"，变证叠生。尿闭不通，水气内停，上凌于心肺，则可并发喘证、心悸、胸痹。水液潴留体内，溢于肌肤则伴发水肿。湿浊上逆犯胃，则成呕吐。脾肾衰败，气化不利，湿浊内壅，则可导致关格，其预后多差。诚如《景岳全书·癃闭》所言："小水不通是为癃闭，此最危最急证也，水道不通，则上侵脾胃而为胀，外侵肌肉而为肿，泛及中焦则为呕，再及上焦则为喘。数日不通，则奔迫难堪，必致危殆。"

郭耀康认为案例 1 中，患者小便淋沥不畅，灼热疼痛 10 天，日渐加重，排尿有时竟点滴全无，有时则点滴难下。舌质绛红，舌苔薄黄而躁，脉象洪数有力。是为情志之火内炽、心移热于小肠、火盛灼阴、膀胱气化无权而致。情志之火起之以渐，热结尿闭发之以急，尿闭则火无由而泄，热结则水有阻塞之机。取膀胱募穴中极与膀胱背俞穴俞募相配，促进膀胱气化；秩边为膀胱经穴，可疏导膀胱气机；阴陵泉清利湿热而通小便；三阴交通调足三阴经气血，消除瘀滞。同时，针刺秩边时选用 5 寸针，针感要到达小腹部，患者有种"开花"样放射性的感觉。配合膀胱经上的委阳、委中，大肠经上的曲池，肝经的行间以清热泻火。

案例 2 中，患者小便不畅 15 天，平素爱生气，郁怒则肝失疏泄，气机不畅，而致小便不畅。针刺取穴以膀胱经背俞穴与膀胱经募穴为主，中极、膀胱俞、秩边、阴陵泉、三阴交以调理膀胱，行气通闭，配合肝经太冲、大敦、蠡沟和膀胱经上的肝俞以疏利气机。

# 第十四节　帕金森病

帕金森病是一种神经退行性疾病，其主要表现为运动异常，身体出现静止性震颤与麻痹、肌肉强直、运动迟缓、步态异常等，易发病于中老年人，全人群发病率约为 0.3%。其发病原因不明，大多数学者认为其病理机制为黑质纹状体多巴胺神经元的变性坏死与脑内 lewy 小体（路易小体）的出现。

## 一、病因病机

帕金森病属于中医"颤证"范畴，郭耀康认为其主要病位在脑，与肝肾关系密切。肾为先天之本，藏精之脏，在命门作用下生髓，居下为肾，上行为脑。脑为髓海，其源于肾精，肾精充足则阴阳调和，发育正常，筋骨强健，行走轻快有力，也能很好地发挥脑的功能。肝主疏泄，其通过调畅气机，参与、调节人的思维、情志等精神活动，若肝疏泄太过，则易肝阳偏亢化风，导致头摇、肢颤。

## 二、治疗方法

脑病与督脉之间的关系最为密切，帕金森病变在脑，病机为督脉痹阻，脑髓失养，故治疗当首取督脉，督脉调畅，则气血运行畅通，脑髓得以濡养。针刺当以督脉为主，取水沟、印堂、百会、大椎、命门、风府等为主穴，其中，大椎、命门行隔姜重灸。选用老姜，现切现用，厚度约 0.5 ~ 0.8mm，中间穿刺数孔，灸三壮，以皮肤潮红为度。此二穴重灸透热鼓舞肾气上行，温肾助阳，肾精充盈，则脑髓能充。若痰湿重则加阳陵泉、丰隆；瘀血阻滞则加合谷、太冲、三阴交。

《素问·皮部论》曰："凡十二经络脉者，皮之部也，是故百病之始生也，必先于皮毛。"可见，当外邪侵袭时，皮部最先受邪，郭老认为通过刺激十二皮部，可以给皮肤发出一个信号，临床上常常采取梅花针叩刺皮部，可以激发调节脏腑功能，促进机体恢复正常。常取任督二脉为主进行叩刺，有调和阴阳之功，叩刺需起落有度，每分钟 70～80 次为宜，以局部皮肤潮红为度。

### 三、验案举隅

黄某，男，66 岁，2010 年 8 月 4 日初诊。主诉：左上肢震颤 7 年余。病史：患者 7 年前始出现左上肢震颤，渐渐累及下肢，行走、转侧及日常活动均较前缓慢，就诊于当地医院诊断为"帕金森病"，予多巴胺等药物治疗 5 年后，病情持续发展，遂就诊于我院针灸科门诊。刻下症见：左上肢震颤，口角流涎，书写不利，关节僵硬，肌肉拘急，倦怠乏力，偶有头晕，记忆力差，无头痛，无耳鸣、耳聋，无恶寒、发热，无自汗、盗汗，无胸闷、心悸，无腹痛、腹胀，口干，纳寐可，二便调，舌体胖大，舌质暗紫，舌薄白，脉沉弦。查体：精神尚可，面容呆板，懒言，四肢行动迟缓，行走身体前倾，左手及下颌震颤明显，双上肢肌张力增高，双下肢肌力正常，脑膜刺激征及病理征未引出。

西医诊断：帕金森病。

中医诊断：颤证（髓海不足）。

治疗：毫针针刺百会、四神聪、印堂、水沟、承浆、曲池、外关、四关、足三里、阳陵泉、太溪。配合电针：连续波为主，强度以病人耐受为度，30 分钟起针后于背部大椎、肾俞、命门行快刺法，不留针，酸胀感即可，后予大椎、命门行隔姜灸，灸 3 壮，配合肾俞、委中、三阴交，留针期间，每隔 5~10 分钟运针 1 次，隔姜灸结束后起针。隔日交替使用，结束后，均采用梅花针叩刺背部督脉、膀胱经及任脉，以局部皮肤潮红为度。

2010 年 9 月 17 日二诊：患者上肢震颤减轻，口角流涎减少，语言较流利，关节僵硬缓解，予针灸（处方同上）加针刺舌下三针，并予金津、玉液处点刺放血。

2010 年 10 月 9 日三诊：患者上肢震颤明显减轻，口角流涎基本消失，肢体活动较前有力、自如，但久行易腰膝酸软，身体稍前倾，舌质黯紫，舌薄白，脉弦滑。予针灸（处方同上）结合环跳、委中穴处行快刺法，针感放射至同侧足趾为佳。

2010 年 11 月 24 日四诊：患者语言流利，肢体震颤基本消失，行走自如，步态如常，继续针刺 5 次后诸证悉除。随访 3 个月，未复发。

# 第十五节　偏头痛

偏头痛是临床最常见的原发性头痛，表现为一侧（偶有双侧，或双侧交替出现）额颞部、后头部、眶后、眼眶区发作性、搏动性头痛，发作时常伴有恶心、呕吐、畏光或畏声、头闷、苍白或出汗、多尿、易激惹、疲劳感等相关症状。少数患者头痛发作前，可有视觉先兆，如视物模糊、暗点、闪光、亮点亮线或视物变形。各个年龄段均可发病，女性多于男性。病史以数日及数十年不等。部分患者急性起病，经恰当治疗可痊愈；多数患者病程迁延，经久不愈，反复发作。偏头痛临床常见的诱发因素为睡眠不规律，精神心理压力大、情绪变化剧烈，风、寒、湿、热等气候及剧烈的天气变化，环境诱因，女性生理期变化等。

## 一、病因病机、辨证分型及经络辨证

### 1. 病因病机与辨证分型

偏头痛属中医"头风""头痛"范畴，是针灸科临床常见病、多发病。近年来，本病在针灸门诊呈上升趋势。传统理论认为，偏头痛属于少阳头痛，治疗取穴多取足少阳胆经、手少阳三焦经。郭耀康主任认为偏头痛的发病原因很多，可有风寒、风热、痰湿、湿热、肝胆实火、肝郁化火、阴虚火旺、气血亏虚、瘀血阻络、七情所伤等，故治疗上提倡根据病因、发病机制、个体禀质等不同来制定个性化的治疗方案。"头为诸阳之会"，偏头痛在发病部位上虽主要位于颞侧，后枕区、目外眦、眼眶区亦属常见，不仅仅是单纯少阳经气不利，与督脉、阳明经、太阳经均有关联，其发病本质上应为各种原因所致的"阳郁"，单取少阳经脉穴位，恐针效不及，且易病势缠绵难愈。郭耀康主任提出，偏头痛在针灸取穴上除常规少阳经穴位外，尚需取督脉、太阳经、阳明经穴位，以疏通头部诸阳经经气，以期达到针效速而力宏。

郭老认为偏头痛临床上症状虽相似，在发病原因上却差别很大。故郭耀康主任根据临床发病原因，将偏头痛分为以下七型：

风寒型。此型在女性患者中较为常见，郭老临证中发现，很多女性患者均有洗头后头发未干即睡觉、头发未干即外出、喜穿敞领衣服等不良习惯，久之势必阳气外泄，风寒易侵。

风热型。汗出当风或风热外感，易侵及头部诸阳经。

痰湿型和湿热型。见于素体肥胖之人，或嗜食肥甘厚腻、酗酒，至痰湿阻络、阳气郁闭，或湿热之邪侵及阳络。

肝火型。素体肝火旺或肝胆实火，肝火上扰清窍发为头痛。郭老认为很多偏头痛患者均有近期或长期夜眠差、喜晚睡、熬夜、作息黑白颠倒等不良习惯，多数属于此型。

瘀血型。头颈部外伤致瘀血阻络；或头痛日久，久病从瘀。针对近年来因电脑、智能手机的普及，以及长期打麻将、操作十字绣等不良坐姿，导致颈椎相关性偏头痛的患者亦日益增多。郭老认为，此类偏头痛日久多有瘀相，当以瘀血型治疗。

气血亏虚型。此类患者素体不足，气血不能上荣头面，痛势缠绵。

## 2.经络辨证

传统理论认为，偏头痛从经络络属上，归属于少阳头痛，故临床针灸治疗，医者多从少阳经取穴治疗。但郭老在长期临床临证时发现，偏头痛并不单单在颞侧，很多患者可在后枕部、眼眶外侧、眼眶区、眼球后部疼痛，故从经络上辨证，不单单局限在少阳经，阳明经、太阳经亦可引发本病。

# 二、治疗方法

郭老在针灸治疗上常取太阳、头维、丝竹空透率谷、风池、大椎、百会为主要穴位。其针法细腻，如丝竹空透率谷，郭老以三寸毫针斜刺入丝竹空，针尖向同侧率谷方向，沿皮透刺，直至率谷穴附近皮下触及针尖；针刺风池穴，则嘱患者取正坐低头位或侧卧低头位，以 1.5 寸毫针与皮肤呈 90° 刺入，针尖到达一定深度后，向左右探查以增强针感，并以达到针感向头皮、前额，甚至眼部放射为标准。郭老认为针刺方向、深度、针感是取得理想疗效的关键。同时，郭主任在众多疾病治疗中均贯彻"督脉通，则一身阳气均通"的理念，凡治疗偏头痛患者，针灸必取大椎，认为大椎穴为督脉及手足三阳经经气汇聚之所，总结出大椎穴有疏通阳气、承上启下、解表散寒、清热泻火解毒、活血化瘀止痛等多种功效。笔者在临床跟师过程中发现，绝大多数偏头痛患者，经郭老针刺丝竹空透率谷和针刺风池穴后，不出 10 分钟头痛立止或痛减大半。在配穴上，风寒型配外关、合谷以疏散外风，配合大椎部闪罐，以宣发阳气；风热型配外关、曲池以祛风清热；痰湿型、湿热型配以中渚、阴陵泉清利化湿；肝郁化火型配行间以疏泻肝火；瘀血阻络型，配膈俞放血拔罐以活血化瘀、疏经通络止痛。同时，郭老认为偏头痛在临床上实证居多，虚证鲜见，素体不足的患者，亦当遵循"急则治其标"的治疗原则，先止痛，再求固本补虚。阳明经病取头维，配合谷；太阳经病取攒竹、天柱，配后溪、昆仑。

## 三、验案举隅

### ◎ 案例 1

杨某，男性，43 岁，患"眼部憋胀疼痛"3 年。就诊日期：2012 年 11 月 3 日。自诉：眼球后部、眼球部、眼眶周围憋胀不舒，每于劳累、睡眠差则疼痛加重，苦不堪言，曾到眼病专科医院做各项检查，均未见异常。曾经中药、西药等各项治疗无效。近几日，因症状持续数日，严重影响工作生活，特求诊于郭耀康主任。郭老根据多年临床经验，诊断为偏头痛，取大椎、风池、天柱、百会、丝竹空、攒竹、内睛明，远端配以太冲、后溪，当日疼痛大减，治疗 7 次后，症状消失，随访 3 年再无复发。

### ◎ 案例 2

李某，女性，52 岁。以"反复偏头痛 37 年，加重 3 日"

就诊。就诊日期：2011年1月8日。自诉：患偏头痛37年，每于受风、劳累、情绪激动、睡眠差诱发，发作呈"太阳穴"区、颞侧、后枕部阵发性、搏动性疼痛，疼痛持续数小时、数日不等，常服镇痛类药品效果不显，经针灸治疗可缓解，但反复发作，痛苦不堪。郭老经常规针灸治疗5次后症状消失。但10日后清晨刚上班，患者因偏头痛复发，又来就诊。在与患者闲谈中，患者提及其油性发质，每日晨起洗头后才去上班。郭老立即用手触摸患者头发，发现其头发仍未干。郭老告诫患者，生活中的很多不良习惯对偏头痛影响很大，长期头发未干即出门，易受风邪侵袭，同时在水湿的蒸腾气化中，极易带走人体阳气，而发为头痛。郭耀康主任调整治疗方法，常规针灸的基础上配以艾灸风府、百会，经治疗10日后症状消失。随访1年未再复发。

## 四、小结

偏头痛为针灸科临床常见病种、优势病种。郭老在对该病的认识上，打破了传统的偏头痛属少阳头痛的思路；在具体分型上，根据发病原因进行分型；在治疗上，其针法独特、细腻。同时，郭老非常重视对患者饮食起居方面进行宣教，注重心理疏导。笔者在多年跟师临证中发现，经郭老诊治的偏头痛患者起效快，治愈率高，鲜有复发。

由于许多因素可诱发偏头痛，在生活起居中应注意调护，避免这些因素对身体的侵袭，慎起居，调理饮食、情志等在一定程度上可以预防偏头痛发作。

1.注意气候的影响，风、躁、湿热、暴风雨、寒冷等天气变化均可诱发偏头痛发作，注意避风寒，保暖，不要暴晒和淋雨。

2.注意作息、运动及过劳的影响。规律作息，适当运动，条理科学的日常安排有助于养成良好的生活习惯。起居有常、劳逸结合，从而对周身气血起到行之有效的调节作用，对神经衰弱的病人来说是非常重要的预防措施。

# 第十六节　三叉神经痛

三叉神经痛是指三叉神经分布区内反复发作的阵发性、短暂、剧烈疼痛而不伴有三叉神经功能破坏的症状，仅限于三叉神经感觉支配区内骤然发生的以眼部、面颊部出现的闪电样、刀割样、针刺样、电灼样剧烈疼痛，疼痛常自一侧三叉神经的上颌支或下颌支开始，随病情进展可影响到其他分支。发作期间，面部的机械刺激，如说话、进食、洗脸、剃须、刷牙、打哈欠，甚至微风拂面皆可诱发疼痛。一日发作数次，每次发作时间从数秒钟至 1~2 分钟，间歇期可正常。随病情进展，间歇期逐渐缩短。相当于中医的"面痛""面风痛""面颊痛"。

本病为针灸科常见病，经多年的临床实践，郭耀康采用针灸结合中药，中西医结合治疗三叉神经痛，取得了很好的临床疗效。现将他治疗三叉神经痛的临床经验总结如下。

## 一、病因病机及经络辨证

### 1. 病因病机

现代医学认为，三叉神经痛的发病机制可能由于多种致病因素，使半月神经节的感觉根和运动支发生脱髓鞘改变，脱失髓鞘的轴突与相邻纤维间发生短路，因此，轻微的触觉刺激即可通过短路传入中枢，而中枢的传出冲动也可经短路成为传入冲动，达到一定的总和而激发半月神经节内的神经元产生疼痛。

中医学认为三叉神经痛的病机为面部手足三阳经、足厥阴肝经经络气血阻滞，不通则痛。无论是外感邪气，还是情志内伤、久病或外伤，均可导致面部经络气血痹阻，经络不通，从而产生疼痛。

### 2. 经络辨证

郭耀康根据患者三叉神经疼痛的部位，结合经络理论，认为本病不仅与手足阳明、太阳、少阳、足厥阴经筋有关，而且与任督二脉密切相关。本病主要以面部阴阳失调、气血痹阻、经络不通为主。

## 二、治疗方法

郭耀康认为治疗三叉神经痛应标本兼顾，总的治疗原则为调节阴阳，通络止痛。针刺选穴以手足阳明、少阳、太阳经和督脉腧穴为主，根据三叉神经的分支及经络的走行选取不同的腧穴，眼支疼痛选取上星、阳白、攒竹、四白；上颌支疼痛选取颧髎、下关、巨髎、地仓；下颌支疼痛选取颊车、承浆。远端取穴选取手阳明大肠经的合谷穴，足厥阴肝经的太冲穴，以达调节、通络止痛之目的。每日针刺1次，10次为一疗程，疗程间休息2日。

## 三、验案举隅

◎ 案例1

王某，男性，56岁，主因"右侧面颊部烧灼样疼痛反复发作6个月"于2010年7月25日就诊。患者6个月前受风寒后出现右侧面颊部烧灼样疼痛，反复发作，每于张嘴吃饭、刷牙或大笑时诱发疼痛，疼痛每次持续约1分钟，曾于当地医院就诊，诊断为"三叉神经痛"，予口服卡马西平片，维生素B$_{12}$片，疼痛缓解不明显，并出现反应迟钝、不愿言语症状，故来郭耀康医生处就诊。症见：右侧面颊部间断烧灼样剧烈疼痛，张嘴吃饭、刷牙或大笑时可诱发疼痛，疼痛每次持续时间约1分钟，查体：触摸右侧上唇可诱发疼痛。舌淡红，苔薄白，脉弦。

中医诊断：面痛。

证型：风邪袭络。

治则：调整阴阳，祛风止痛。

治法：针刺上星、人中、承浆，右侧下关、四白、巨髎、颧髎、地仓、颊车，针用泻法，留针30分钟，每隔10分钟行针1次。每日1次，10次为一疗程。治疗4次后，患者疼痛发作频率减少，每次发作疼痛程度减轻，治疗9次后，患者疼痛消失。电话随访2次，患者诉疼痛未再发作。

◎ 案例2

于某，男性，64岁，主因"左侧眼部、上颌部、下颌部电击样疼痛反复发作3个月"于2014年10月16日就诊。患者3个月前与他人生气后出现左侧眼部、上颌部、下颌部电击样疼痛，反复发作，每次疼痛持续约2分钟，每日发作4~8次，疼痛发作与情志不舒、受风有关，于当地三甲医院诊断为"三叉神经痛"，予口服卡马西平片，前1月疼痛发作频率及程度均减轻，后2月疼痛发作频率及程度则未见减轻，于郭耀康医生处就诊，症见：左侧眼部、上颌部、下颌部电击样疼痛反复发作，情志不舒、受风、张大嘴时可诱发疼痛，每次疼痛持续约2分钟。查体：触摸左侧上、下唇可诱发疼痛。舌质暗，苔薄白，脉弦涩。

中医诊断：面痛。

证型：气滞血瘀。

治则：调整阴阳，行气活血，通络止痛。

治法：针刺上星，人中，承浆，双侧合谷、太冲，左侧阳白、攒竹、下关、四白、巨髎、颧髎、地仓、颊车，针用泻法，留针 30 分钟，每隔 10 分钟行针 1 次。每日 1 次，10 次为一疗程。治疗 3 次后，患者眼部疼痛消失，左侧上颌部、下颌部疼痛发作频率减少，每次发作疼痛程度减轻，治疗 8 次后，患者左侧上颌部、下颌部疼痛消失。电话随访 3 次，患者诉疼痛未再发作。

## 四、小结

阴阳学说是中医基础理论的重要内容，阴阳是八纲辨证中的总纲。《素问·阴阳应象大论》说："阴阳者，天地之道也，万物之纲纪，变化之父母，生杀之本始，神明之府也，治病必求于本。"由于各种致病因素的影响，导致人体阴阳的偏盛偏衰，阴阳失去相对的平衡，就会使脏腑、经络功能失常，从而引起疾病的发生。郭耀康认为任何疾病的发生发展变化虽然极其复杂，但究其根本原因是阴阳失调。

针灸治病的最终目的就是调整阴阳。《灵枢·根结》中说："用针之要，在于知调阴与阳，调阴与阳，精气乃光，合形与气，使神内藏。"又如《素问·阴阳应象大论》所说："善用针者，从阴引阳，从阳引阴。"因此，郭耀康提出临证治病必求于本，"本"即本于阴阳。

奇经八脉是经络系统中的重要组成部分，不仅沟通了十二经脉之间的联系，起到统摄相关经脉气血、协调阴阳的作用，还对十二经脉气血有着蓄积和渗灌的作用。任督二脉各有其所属的腧穴，是奇经八脉中的重要组成部分，与十二经合称

"十四经"。督脉主干行于背部正中，经脊里而属于脑，上与神明之府的脑相连，下与生命之根的肾相通，与脑和脊髓均有密切联系。督脉与全身各阳经都有联系，为阳脉之海，统督一身之阳气，对全身阳气起统率、督领作用，其上之穴位能调整一身之阳气。任脉起于小腹内胞中，行于人体前正中线。任脉与六条阴经都有联系，具有调节全身诸阴经经气的作用，为阴脉之海，统领一身之阴气，其上的穴位能调整一身之阴气。

郭耀康认为任督二脉是人身阴阳的总汇，是针灸调节人身阴阳的基础。任督二脉共同构成一个阴阳循环的体系。此二脉经气流通畅利，对于五脏六腑、十二经脉都起着重要的影响和治疗作用。任督二脉的通畅与否，直接关系着全身阴阳的平衡和协调。任督二脉调和通畅，则百脉冲和；任督二脉失调，则阴阳失衡，导致百脉逆乱及病证迭起。正如《参同契》中"人能通此二脉，则百脉皆通"。基于以上理论，他创新性地提出以"交通任督二脉法"调整阴阳，就是选取任督二脉的经穴，施以适宜的针刺手法，从而达到调和阴阳、畅通经络气血、祛除疾病之目的。

郭耀康常取任督二脉之风府、哑门、百会、人中、承浆、中脘、气海、关元、巨阙等穴位，来调和阴阳，以达到"阴平阳秘，精神乃治"之目的。

他认为案例1中，患者右侧面颊部烧灼样疼痛反复发作6个月。因患者6个月前受风寒，寒邪侵犯人体，寒为阴，阴偏盛，则阳不足，阴阳失衡，故出现面部疼痛，针刺以面部手足三阳经局部取穴为主，右侧下关、四白、巨髎、颧髎、地仓、颊车，疏通阳经气血，使邪易出，并取督脉之穴上星、人中，任脉之穴承浆，交通任督二脉，调整阴阳，通络止痛。

案例2中，患者左侧眼部、上颌部、下颌部电击样疼痛反复发作3个月。因患者3个月前与他人生气，郁怒则肝失疏泄，郁而化火，日久肝阴被耗，肝阳失敛而上亢，而致面痛。针刺以面部手足三阳经局部取穴及足厥阴肝经为主，双侧合谷、太冲，左侧阳白、攒竹、下关、四白、巨髎、颧髎、地仓、颊车，疏通阳经气血，平肝潜阳，并取督脉之穴上星、人中，任脉之穴承浆，交通任督二脉，调整阴阳，通络止痛。

郭耀康认为三叉神经痛以阴阳失调为主，服用卡马西平等抑制神经类药物，易致患者反应迟钝，且长期服用，疗效降低，针灸治疗不良反应少，缓解疼痛效果明显，故以针刺治疗，从而达到明显缓解疼痛、减少药物不良反应之目的。

# 第十七节　蛇串疮

蛇串疮即现代医学中的带状疱疹，是由水痘‑带状疱疹病毒引起的一种常见的急性疱疹性皮肤病。常有乏力、局部疼痛等前驱症状，旋即出现沿一侧周围神经呈带状分布的成群密集性丘疹小水疱，周围红晕，各群水疱之间皮肤正常，数日后水疱干涸结痂，愈后有暂时性色素沉着。可有区域性淋巴结肿大，有压痛。常伴有神经痛，可在发病前或伴皮疹出现，年龄愈大，疼痛愈烈，部分患者可遗留后遗神经痛。

郭耀康对针灸治疗蛇串疮见解独特，临床经验丰富，采用针药结合治疗，疗效显著。现将他治疗蛇串疮的经验总结如下。

## 一、病因病机及经络辨证

### 1. 病因病机

现代医学临床认为本病为水痘-带状疱疹病毒（VZV）感染引起，此病毒有嗜神经性，故发病部位多延神经末稍分布。胸、腰、胁、颈、大腿内侧面及面部三叉神经分布区为好发部位，一般呈单侧分布。VZV进入皮肤的感觉神经末梢后沿着脊髓后根或三叉神经节的神经纤维向中心移动，持久地潜伏于脊髓后根神经节的神经元中，在各种诱发刺激的作用下，可使之再活动，生长繁殖，使受侵犯的神经节发炎及坏死，产生神经痛。

中医学多认为本病与情志有关，或因饮食不节，脾失健运，湿蕴化热，以致毒邪易感，湿热火毒蕴积肌肤发病；或因外感风寒，湿热毒邪未清，气血不畅所致；或因肝气郁结，久而化火妄动，外窜皮肤或肝经湿热下注所致。在病变后期，余毒未清，瘀血阻滞肌肤而发生后遗神经痛。

### 2. 经络辨证

郭耀康根据患者皮疹及疼痛的部位，结合经络理论及现代医学神经解剖及病理，认为本病不仅与手足阳明、少阳、足太阴脾经、足厥阴肝经有关，而且与任督二脉密切相关。郭老认为，水痘－带状疱疹病毒持久地潜伏于脊髓后根神经节的神经元中，在诱因刺激下被激活，沿神经纤维移至皮肤，使受侵犯的神经和皮肤产生激烈的炎症而发病。因此，脊髓后根即为病毒的根据地，要特别重视督脉相关穴位的应用，才能激发正气，扶正祛邪，以绝后患。郭老还考虑到热毒伤阴，因此，也重视运用总任一身之阴的任脉相关经穴。

## 二、治疗方法

郭耀康认为蛇串疮总的治疗原则为泻火解毒，清热利湿，活血通络。根据发病部位皮神经的支配分布，选取相应的脊神经水平督脉穴位及夹脊穴，通于任脉之列缺穴，并根据经络的走行选取相应经脉的腧穴，如郄穴、络穴。主穴：曲池、外关、合谷、阳陵泉、阴陵泉；配穴：肝经郁热加行间；脾经湿热加内庭；瘀血阻络加膈俞。病程日久加足三里、膈俞。操作方法：毫针针刺，泻法。针刺后予以局部梅花针刺络放血拔罐；疼痛较为剧烈或体质较弱、不能耐受梅花针者予以局部火针治疗；若体质偏虚寒，或疼痛剧烈且以上两种疗法均不能耐受者，予以局部艾灸治疗。

## 三、验案举隅

◎ 案例 1

张某，男，69 岁，主因"左侧胸背部疱疹后疼痛 2 月余"于 2013 年 9 月初诊。患者于 2 个月前过于劳累后出现左侧胸背部疱疹，于当地医院诊断为带状疱疹，经治疗后皮损明显好转，但仍有左侧胸背部疼痛，针刺样疼痛为主，夜间加重，局部皮肤色素沉着，纳呆乏力，夜眠差，口干，小便黄，大便黏滞，1 ~ 2 日一行。舌暗红，有齿痕，舌苔中部白腻微黄，脉弦滑。

中医诊断：蛇串疮。

证型：气虚血瘀，脾虚湿蕴。

治则：益气健脾，活血通络。

治疗：皮损局部阿是穴围刺，第 2 至第 5 胸椎夹脊穴、身柱、神道、列缺、百会、中脘、合谷、阴陵泉、足三里、膈俞，以毫针针刺，平补平泻。每周 3 次。针刺后取阿是穴行梅花针刺络拔罐，每周 1 次。治疗 1 次后疼痛有所缓解，治疗 1 周后疼痛明显缓解，皮损颜色变淡，治疗 2 周后疼痛基本消失，以局部酸困为主，改为每周治疗 2 次，1 个月后疼痛及酸困感完全消失。嘱患者注意休息，清淡饮食，避免生冷辛辣等食物。

◎ 案例 2

李某，女，27 岁，主因"右上肢疱疹伴疼痛 3 天"于 2016 年 3 月初诊，患者近日熬夜后出现右上肢尺侧酸困疼痛，3 天前沿心经走行区域出现局部红色丘疱疹伴瘙痒、疼痛，烦渴喜饮，情绪急躁，夜眠差，大便干结，小便黄，舌尖红，苔黄，脉弦数。

中医诊断：蛇串疮。

辨证：心肝火旺，湿热蕴毒。

治则：泻火解毒、清热利湿、活血通络。

治疗：皮损局部阿是穴围刺，第 5 颈椎至第 2 胸椎夹脊穴、大椎、身柱、神道、列缺、中脘、神门、少府、阴陵泉、行间，以毫针针刺，平补平泻。每日 1 次。患者不能耐受梅花针刺络放血，针刺后取阿是穴火针治疗，隔日 1 次。治疗 3 日后疼痛明显缓解，治疗 1 周后疼痛基本消失，皮损基本结痂，改为每周治疗 2 次，半月后疼痛及酸困感完全消失。嘱患者注意休息，清淡饮食，避免生冷辛辣等食物。

◎ 案例 3

王某，女，42 岁，主因"右腰部疱疹后疼痛 3 月余"于 2015 年 5 月就诊，患者 3 个月前劳累后出现右腰部疱疹伴疼痛，经住院治疗后好转，但疼痛仍较明显，右腰部局部色素沉着，伴右下肢酸痛，肢体沉重感，遇寒加重，纳食尚可，夜眠差，舌质淡暗，苔白，脉弦。

中医诊断：蛇串疮。

辨证：寒湿瘀阻。

治则：温化寒湿，活血通络。

治疗：色素沉着局部阿是穴围刺，第 10 胸椎至第 4 腰椎夹脊穴、外关、合谷、阴陵泉、命门、后溪、列缺、足三里、膈俞、三阴交，以毫针针刺，平补平泻。每日 1 次。患者不能耐受梅花针及火针，针刺后取阿是穴艾灸治疗，隔日 1 次。治疗 3 日后疼痛明显缓解，治疗 2 周后疼痛基本消失，改为每周治疗 2 次，半月后疼痛及酸困感完全消失。

## 四、小结

带状疱疹属于中医学"蛇串疮"范畴，又称"缠腰火丹"，本病多因火热、湿、毒而起，发病初期主要为肝经郁热和湿毒壅盛，后期以气虚血瘀多见。中医治则当发病初期以清利肝胆湿热为主；后期以扶正祛邪，活血化瘀为主。

郭耀康认为，针刺皮损局部阿是穴以及相应水平的夹脊穴可疏利局部经气，通络止痛。结合现代医学理论，水痘 - 带状疱疹病毒潜伏在脊神经节，被激活后破坏脊神经，造成相应神经节段的神经痛。故针刺相应神经支配节段的夹脊穴可直达病灶，激发脏腑精气，以达扶正祛邪之功。

督脉行于脊中，选取督脉上的大椎、身柱、神道穴，可治疗局部脊背强痛。大椎为督脉和手三阳之会，可清热泻火；身柱位于第 3 胸椎棘突下，旁通肺俞；神道位于第 5 胸椎棘突下，旁通心俞。肺主气，心主血，针刺身柱与神道二穴可达调和气血、通络止痛之功。列缺穴通于任脉，有清热利湿，通络止痛的功效，与督脉穴位合用，可交通任督，调和阴阳，以加强泻火解毒，清热利湿，活血通络的功效。

案例1中以百会、中脘、足三里益气健脾，阴陵泉为化湿要穴，四穴合用，共奏健脾化湿之功；膈俞为血会，活血化瘀之要穴；合谷为大肠经原穴，是五脏元真之精气通过六腑所发之处，能开郁通络止痛。诸穴共奏益气健脾，活血通络之功。案例2中，少府、行间均为荥穴，用之可清心肝二经之热，神门为心经输、原穴，安神、止痛、止痒功效强，中脘、阴陵泉合用以健脾化湿，诸穴合用可泻火解毒，清热利湿，活血通络。案例3中以外关疏利三焦，合谷通络止痛，阴陵泉化湿，命门补火助阳，温化寒湿，后溪通于督脉，擅治腰痛，列缺通于任脉，因久病伤阴，且与后溪共用可交通任督，调和阴阳，足三里健脾化湿，膈俞为血会，可活血化瘀，三阴交化瘀通络。

《灵枢·官针》中记载："刺络者，刺小络之血脉也。"故在色素沉着部位以梅花针扣刺，以轻微出血为度，再以火罐拔之，以疏经通络，祛瘀止痛。而不能耐受刺络放血者，可用火针针刺疱疹局部，利用"火郁发之"的理论，以开天窗、散郁火、除湿毒，引邪外散，避免闭门留寇，导致病情迁延不愈。根据文献报道，带状疱疹急性期的治疗中，较之电针配合火针、铺棉灸以及西药治疗，以电针配合叩刺拔罐疗法最有优势；而在治疗带状疱疹后遗神经痛方面，与西药或普通针刺治疗比较，在多种温热类疗法中，单纯火针疗效最佳，其次是刺络拔罐配合其他治疗方法；在治疗后遗神经痛的疼痛方面，艾灸配合其他治疗方法以及火针配合温和灸有明显优势。案例3中，患者有明显的寒湿内阻相关病证，且不能耐受叩刺拔罐及火针治疗，因此更加适合用针刺加艾灸的治疗方法以温化寒湿，通络止痛。

# 第十八节　失眠

失眠是一种临床常见的睡眠障碍疾病。失眠是以频繁而持续的入睡困难和（或）睡眠维持困难并导致睡眠感不满意为特征的睡眠障碍。失眠可独立发病或者与精神障碍、躯体疾病或物质滥用共病，可伴随多种功能损害。失眠在中医的理论范畴中称作"不寐"。

在现代社会生活中，人们的生活节奏越来越快，工作强度日益增加，失眠已成为一种极为常见的疾病。失眠可能会导致患者注意力、记忆力等认知能力水平下降，而长期的失眠则会增加高血压、抑郁证的患病风险，极大影响患者的日常工作、学习、生活。

现代医学对于失眠的治疗方法多采用以催眠药、抗组胺类药等药物治疗为主，通常能取得一定效果。然而，长期的西药治疗可能会导致患者产生耐药性、成瘾性、戒断性等一系列不良反应。中医针灸疗法具有无创、无副作用、安全有效等优点，已广泛应用于失眠的临床治疗中。经多年的临床实践，郭耀康临证采用针灸结合中药，综合结合治疗失眠证，取得了很好的临床疗效。现将他治疗失眠证的临床经验总结如下。

## 一、病因病机及经络辨证

### 1. 现代医学原因

（1）心理因素：当代社会竞争激烈，造成精神压力过大、过分紧张，是失眠最常见的原因。

（2）生理因素：饥饿、过饱、疲劳、性兴奋均可影响入睡。同时，失眠与年龄、性别有密切的关系。老年人身体机能相对减退、脑功能退化，使入睡时间延长、睡眠变浅，加上躯体疾病或夜尿频繁，使醒转次数增多。

（3）躯体疾病因素：躯体的任何不适均可影响睡眠。最常见的是疼痛，如头痛、胃痛、心绞痛、关节痛等；其他神经系统疾病如三叉神经痛、癫痫、帕金森病均影响睡眠。

（4）精神疾病因素：尤其是各种情绪障碍是导致失眠的常见原因。如抑郁症、躁狂症、神经衰弱、精神分裂症等。

（5）睡眠环境因素：污染严重、噪声过大、强光刺激等。

（6）不健康的生活方式：生活起居不规律、高强度脑力劳动、体力活动过少等均易患失眠。

（7）药物及其他因素：过度饮酒、药物作用、药物滥用、药物依赖及戒断症状均可引起失眠。

### 2. 中医病因病机

（1）情志所伤。情志活动以五脏的精气为物质基础。情志之伤，影响五脏，都有可能使人发生不寐，尤以过喜、过怒、过思或过悲更为常见。心藏神，劳心过度，易耗血伤阴，心火独炽，扰动神明；喜笑无度，心神激动，神魂不安，均易发生不寐。肝藏血，血舍魂。暴怒伤肝或气郁化火，均可使魂不能藏，从而发生不寐。脾藏意，主思，思伤脾，思虑过多则气结、气机不畅，影响脾的健运功能，以至气血化源不足，不能养血安神，亦致不寐。

（2）心脾两虚。劳心过度，伤心耗血；或妇女崩漏日久，产后失血；病后体衰，或行大手术后，以及老年人气虚血少等等，均能导致气血不足，无以奉养心神而致不寐。正如《景岳全书·不寐》中说："无邪而不寐者，必营血之不足也，营主血，血虚则无以养心，心虚则神不守舍。"

（3）心肾不交。心主火，肾主水，心火下降，肾水上升，水火既济，心肾交通，睡眠才能正常。《清代名医医案精华·陈良夫医案》对此有所论述："心火欲其下降，肾水欲其上升，斯寤寐如常矣。"由于各种原因（先天不足、疲劳过度等）而致肾阴亏损，肾水不足，不能上济于心阴；或心阳衰弱，心火不能下温肾水，均能导致不寐。

（4）血虚肝旺。清代著名医家唐容川在《血证论·卧寐》中阐述："肝病不寐者，肝藏魂，人寤则魂游于目，寐则魂反于肝。若阳浮于外，魂不入肝，则不寐，其证并不烦躁，轻睡而不得寐，宜敛其阳魂，使入于肝。"所以，郭老认为，肝病不寐的原因是由于血虚肝旺，魂不守舍。暴怒伤肝或肝受邪后而致不寐者，均属同一病机。

（5）心虚胆怯。平时心气素虚者，遇事易惊，善恐，心神不安，终日惕惕，酿成不寐。正如汉代张仲景《金匮要略·血痹虚劳病脉并治》中云："虚劳，虚烦不得眠，酸枣仁汤主之。"郭老认为，若胆气素虚，决断失司，不能果断处事，忧虑重重，影响心神不宁，导致不寐。

（6）痰热内扰。唐容川《血证论·卧寐》中说："肝经有痰，扰其魂而不得寐者，温胆汤加枣仁治之。"《景岳全书·不寐》引徐皋语："痰火扰乱，心神不宁，思虑过伤，火炽痰郁而致不眠者多矣。"说明痰热内扰心神，使心血不静，阳不入阴，而导致不寐。

（7）胃气不和。饮食不节，宿食停滞均能影响胃气不和，升降失常，以致睡卧不安，而成不寐。《素问·逆调论》有"胃不和则卧不安"的论述，即是此意。

## 3. 经络辨证

郭耀康根据患者失眠的不同症状表现、伴随症状，结合经络理论，认为本病不仅与手少阴、手厥阴、足厥阴、足少阴经脉有关，而且与任督二脉有关，因为本病与脑的联系密切，离不开滋养心神，充盈髓润。

## 二、治疗方法

郭耀康认为治疗失眠证应标本兼顾，总的治疗原则为调节阴阳，清心安神。针刺选穴以手少阴、手厥阴、足厥阴、足少阴经脉和任、督脉腧穴为主，选取督脉之百会、上星、神庭、印堂配以四神聪；任脉之膻中、气海、关元以调整阴阳平衡；根据患者的具体情况选取不同腧穴，如证属心脾两虚，则选取心经之神门、阴郄、郄门以及脾经胃经之血海、三阴交、足三里以共奏补益心脾气血、安神宁心之功；若证属心肾不交，则配以足少阴太溪、复溜以补充肾气，交通心肾；若证属痰热内扰，则选取丰隆、阴陵泉、大陵、内关以清心化痰，安神助眠；证属胃气不和，佐之中脘、下脘、天枢、上巨虚、足三里治以和胃理气；配合手阳明大肠经的合谷和足厥阴肝经的太冲，以达调节阴阳、通络止痛之目的。同时，郭老擅用申脉、照海二穴，其通于阴阳跷脉。阴阳跷脉濡养眼目，司眼睑开阖，为阴阳开阖出入之关口，可调节睡眠；睛明为手足太阳、足阳明、阴跷、阳跷五脉的交会穴，为五脏之精上注于目之处，可泻热明目，亦可增强安神助眠之功。

## 三、验案举隅

◎ 案例 1

刘某，女，52 岁，2016 年 10 月 9 日初诊，自诉失眠 1 年余，服用数十剂中药，效不显，遂来求针灸治疗。来诊时症见：入睡困难，严重时彻夜难眠，伴有惶恐不安，触事易惊，神疲乏力，头晕，纳少，舌质淡，苔薄白，脉弦细。

西医诊断：失眠。

中医诊断：不寐（心虚胆怯）。

治则：调神，镇惊，安眠。

治法：主穴选取督脉穴，神庭、印堂、百会、四神聪、本神、神阙。其中，神庭、印堂、百会、四神聪、本神采用针刺法，神阙用艾条灸法。配穴：内关、阴郄、神门、足三里、丰隆、太冲等。具体操作：让患者保持仰卧位，皮肤常规消毒后，采用 0.25mm×40mm 的毫针迅速刺入皮肤。头部穴神庭、本神、四神聪、百会均平刺，深度约为 0.8 寸，采用平补平泻法。其中，四神聪穴着重强调手法操作，刺激量要大，每分钟捻转 150 次以上，持续 1 分钟；神门穴直刺约 1 寸，施用提插捻转补法，使患者产生酸麻胀痛的感觉，以上所有针刺穴位均留针 30 分钟；神阙穴采用艾条灸法，距离皮肤约 2~3cm，使患者感到舒适、无灼痛感，持续艾灸以皮肤潮红为度。所有穴位每天操作 1 次，7 次为一疗程。嘱患者尽量放松紧张情绪，避免劳累，睡前可适当聆听轻音乐助眠。该患者经过 5 次治疗后，自诉入睡困难明显减轻，夜间睡眠质量明显较前提高，治疗一个疗程后，患者自述神疲乏力、头晕、惶恐不安等症状消失，夜间睡眠时间由原来的 4 小时延长到 6 小时，之后又巩固治疗一个疗程，未再来诊。

◎ 案例 2

杨某，女，29 岁，初诊于 2017 年 2 月 28 日。于 2015 年离异后出现情绪低落，彻夜不眠，表情淡漠，沉默寡言，善悲欲哭等症状，于天津市某医院精神科诊断为"失眠""抑郁症"，平日口服艾司唑仑等药物才能入睡，一旦停药则无法入睡，遂来我院就诊。来诊时症见：神志清，精神一般，彻夜不眠，情绪低落，应答迟钝，频叹气，语声低微，两胁肋部胀闷不舒，喜叹气，饮食可，二便调，舌红苔薄黄，脉弦滑。

西医诊断：失眠。

中医诊断：不寐（肝郁气滞）。

治则：调神、疏肝、醒脑。

治法：主穴选取督脉穴，神庭、印堂、百会、四神聪、本神。配穴选取合谷、太冲、期门、神门、膻中、安眠。耳穴压豆：神门、心、肝、肾、内分泌、皮质下、交感。操作方法：穴位行毫针针刺，针刺手法同案例 1，合谷、太冲采用提插泻法，连续治疗 7 次为一疗程。治疗 4 次后，患者家属述患者情绪较前有所改善，治疗一个疗程后，家属述患者讲话声音音量变大，能与人交谈。治疗两个疗程后，患者来诊时精神状态已如常人，情绪稳定，睡眠质量好，诸证基本消失，后又巩固治疗一个疗程，未再来诊。

◎ 案例 3

刘某，男，18 岁，2009 年 4 月初诊。主诉：入睡困难 1 周。患者 1 周来因学业压力大出现入睡困难，多梦，今日来诊。现症：神疲乏力，注意力难以集中，时有头晕，口干，心烦，双目干涩，手足心热，夜眠差，梦多，纳一般，小便黄，大便偏干，2 ～ 3 日一行。舌尖红，苔薄黄，脉细数。

西医诊断：失眠。

中医诊断：不寐（肝肾阴虚，虚火扰神）。

治则：滋补肝肾，安神助眠。

治法：四神聪、印堂、安眠、睛明、神门、少府、三阴交、太溪、申脉、照海、太冲。以平补平泻手法，每日 1 次。针刺 3 次后睡眠好转，连续治疗 10 次后患者可安睡，其余无明显不适，嘱患者放松心情，舒缓压力，适当锻炼。随访三月未复发。

## 四、小结

郭老认为，阴阳失衡、营卫之气循行失度是导致不寐的根本。人体本身处于阴阳平衡的状态，日夜之间阴阳相互消长，才有清醒与睡眠的不同状态，睡眠安稳则气血充足，五脏调和。

督脉总督一身之阳气，为"阳脉之海"。因此，取督脉腧穴治疗不寐，可达调理阴阳，协调营卫的作用。郭老十分重视调督在治疗失眠证中发挥的作用，他认为督脉直通于脑，又有支脉络肾贯心，取头部的督脉穴可调节督脉经气，充养髓海，发挥调节心脑，安神定志的作用。百会、神庭、印堂均为督脉穴。百会穴位于颠顶，为督脉与手足三阳经之会，是气机转输的部位。而灸百会能滋补气血，升提清阳之气，使心神得安则寐。其治疗作用可通达阴阳脉络，贯达全身，对于调节机体的阴阳平衡起着重要的作用。

金元四大家之一的李东垣以脾胃理论著称，"百病皆由脾胃衰而生也"。他强调脾胃在人体生理病理过程中的重要性。郭老认为，脾胃为水谷受纳之海，气血生化之源。若脾胃受损，虚则生化乏源，气血无法上达于心；实则脾胃气机受阻，热扰心神，夜不能寐。故常选取脾经、胃经之穴位，旨在培育后天之本，固护气血生化之源。使气血通达调畅，神有所安。

郭老还认为，不寐病位在心。若心神失养，操劳过度，思虑忧愁，则累及脾胃，致心脾两虚；情志不舒则引起肝气郁滞，肝火上扰心神而不寐。因此，针灸治疗不寐应多经联合，常取四肢远端穴位，调节脏腑经气。故经常选取心经内关、郄门、神门。内关具有通调心脉，宁心安神的功效；神门为心经原穴，可补益心气，安神定志，配内关穴治疗健忘、不寐。郭老提出，针灸治疗中，五输穴对调节脏腑功能可起到重要作用。在不寐的治疗过程中，取四肢部的五输穴，可对心及相关脏腑功能给予调节，达到养心安神的功效。交会穴为两经或多经交汇的部位，可以同时治疗不同经络的相关病证，扩大了治疗范围，达到取穴精妙，作用显著之目的。

# 第十九节　痛经

痛经是女性在月经前后或行经期间，出现发生周期性小腹疼痛或痛引腰骶，甚至剧痛昏厥者。本病经常反复发作，严重影响患者的学习、工作和生活。郭耀康临证治疗痛经疗效显著，现将他的诊疗经验总结如下。

## 一、病因病机及经络辨证

### 1. 病因病机

现代医学认为痛经与生殖器官局部病变、精神因素、神经及内分泌因素等有关。分为原发性和继发性两类，原发性痛经指生殖器官无器质性病变的痛经。原发性痛经在青春期少女及未生育者中多发，临床上此类较为常见。继发性痛经是由于生殖器官器质性病变引起的，常见于子宫内膜异位症、急慢性盆腔炎等。郭耀康临证多年，认为针灸治疗原发性痛经疗效显著，对于继发性者，亦能起到较好的缓解疼痛效果，但应积极治疗原发病。

中医认为，本病主要由于情绪不调，肝郁气滞，血行受阻；经期受寒饮冷，坐卧湿地，寒湿之邪客于胞宫，经血为寒湿所凝，气血运行不畅而痛；或脾胃素虚，或大病久病，气血虚弱，或禀赋素虚，肝肾不足，精血亏虚，胞脉失养而致。为气血瘀滞、寒湿凝滞、气血不足和肝肾阴虚四种证型，临床上以前两种证型最为常见。

郭耀康认为治疗痛经应首辨虚实。临证根据痛经的性质、月经量色质和喜按揉或拒按等来辨别。月经色淡质稀为虚，月经紫暗质稠则为实；疼痛剧烈拒按为实，隐隐作痛喜按为虚。正如《景岳全书·妇人规》中说："经行腹痛，证有虚实。实者或因寒滞，或因血滞，或因气滞，或因热滞；虚者有因血虚，有因气虚。"

### 2. 经络辨证

郭耀康认为痛经的发生不仅与冲脉、任脉和足三阴经有关，还与督脉、膀胱经关系密切。冲、任和督三脉皆起于胞中，同出于会阴，称为"一源三歧"。冲脉为"十二经脉之海"，又称"血海"可调节十二经气血；任脉为"阴脉之海"，可调节全身阴经脉气；督脉为"阳脉之海"，可调节全身阳经脉气。足三阴经和冲任二脉均有交会。《灵枢·经脉》中有"脾足太阴之脉……上循膝股内前廉，入腹""肾足少阴之脉……贯脊属肾，络膀胱""肝足厥阴之脉……环阴器，抵小腹"的描述。脾经与冲任二脉分别交会于三阴交、中极；肾经与冲任二脉分别交会于关元、中极；肝经与冲任二脉分别交会于曲骨、三阴交。足太阳膀胱经"……入循膂，络肾，属膀胱"，和足少阴肾经互为表里。其上背俞穴是脏腑之气输注于背腰部的腧穴，"阴病阳治"，所以，膀胱经上的背俞穴擅治五脏疾病。

## 二、治疗方法

本病总因气血瘀滞、寒湿凝滞阻滞脏腑经脉，气血运行不畅，即"不通则痛"；或因气血不足和肝肾阴虚，气血精液不足，脏腑经脉失养，即"不荣而痛"。郭耀康认为脏腑气血经络失调是本病的基本病机。故治宜调理脏腑阴阳气血、疏通经络止痛，认为应本着"急则治其标、缓则治其本"的原则，即痛经发作时治其标，经前一周辨病辨证以治其本。郭耀康临证常取任督二脉、足三阴经和膀胱经腧穴。

主穴：中极、子宫、腰俞、次髎、三阴交。

配穴：（1）随证加减：气血瘀滞加肝俞、膈俞、期门、血海、太冲；寒湿凝滞加关元、地机、阴陵泉；气血不足加脾俞、胃俞、中脘、足三里，针刺同时少腹部加艾盒灸；肝肾阴虚加肝俞、肾俞、太溪。（2）随证加减：头痛加百会、太阳；腹胀加天枢、内关；胁痛加外关、足临泣；胸闷加人中、膻中、内关。

针刺时，患者先俯卧位，取腰俞、次髎和背俞穴等，快针针刺得气后即出针，不留针。患者再仰卧位，取中极、关元和双侧的子宫、三阴交等穴。

气血瘀滞针用泻法，针刺后于肝俞和膈俞三棱针点刺放血拔罐 10 分钟；气血不足针用补法；寒湿凝滞和肝肾阴虚平补平泻，寒湿凝滞和气血不足者针刺同时少腹部加艾盒灸 30 分钟，寒湿凝滞针刺后背部于大椎、肺俞、脾俞、肾俞拔罐。各穴得气后留针 30 分钟，每 10 分钟行针 1 次。郭耀康强调针刺少腹部的中极、关元等穴前，应嘱患者排空小便以免刺破膀胱。主张于经前 7 天开始针灸治疗，每日 1 次，直至疼痛完全消失为止。1 个月经周期为一疗程，应连续治疗 3 个月经周期。

## 三、自我调护

郭耀康临证特别重视患者的日常调护。嘱咐患者应生活饮食规律，不吃生冷饮食，少食辛辣刺激食物；月经前期注意保暖，避免受凉，经期期间注意休息，防止过度劳累；注意保持情志愉悦；进行适当的体育锻炼。

## 四、验案举隅

◎ 案例 1

白某，女，19 岁。2010 年 9 月 13 日初诊。诉月经期少腹部剧烈疼痛 2 日。患者素喜冷饮。自 15 岁初潮一直有痛经病史，时轻时重，虽经治但效不显，反复发作。于 9 月 11 日上午出现少腹部轻微疼痛，周身发冷。下午月经来潮，少腹部疼痛加重，伴腰骶部酸困不适，经热水袋热敷后疼痛略有好转。半夜病情加重，少腹部疼痛剧烈，腰骶部疼痛酸困，热敷及口服止痛片后未有明显缓解。现症：月经量少，色紫暗有血块，少腹部疼痛剧烈，腰骶部疼痛酸困，肢体发冷。纳食一般，夜寐尚可，二便调。舌质淡，苔薄白，脉沉涩。郭耀康四诊合参，诊断为痛经，证属寒湿凝滞。遂行温针灸治疗，取穴为中极、子宫、腰俞、次髎、三阴交、足三里，5 分钟后患者自觉疼痛减轻。针刺后，病情已明显好转。郭耀康继而于大椎、肺俞、脾俞、肾俞和腰阳关等部位拔罐 10 分钟。起罐后，患者少腹和腰骶部疼痛已基本消失。嘱其避风寒，忌食生冷，注意保暖。次日继治疗 1 次，诸证皆无。连续治疗 3 个月经周期后，随访半年未复发。

◎ 案例 2

陈某，女，16 岁，2012 年 10 月初诊。主诉：经期小腹疼痛 3 月余，加重 2 天。患者近来喜食生冷，3 月前出现月经期小腹部疼痛，喝红糖姜水可减轻，劳累后加重，2 天前月经来潮，疼痛明显，热敷及口服止痛片后未有明显缓解。月经量少，色紫暗有血块，伴腰背部酸困疼痛，困倦乏力，少气懒言，纳呆，大便溏，舌质淡暗，苔白，脉沉弦细。证属：气虚血瘀。治则：益气活血，通络止痛。郭耀康取穴：第一组穴取中脘、气海、中极、子宫、足三里、三阴交、足三里，第二组穴取膈俞、脾俞、肾俞、次髎、足三里、三阴交。每日 1 次，两组穴位交替使用，其中，气海、中极、肾俞、次髎予温针灸，余穴均用平补平泻法，每次治疗 30 分钟。患者针刺 1 次后疼痛明显减轻，针刺 3 日后疼痛完全消失。后于经前 7 天开始针灸治疗，每日 1 次，直至疼痛完全消失为止，连续治疗 3 个月经周期后症状消失，随访半年未复发。嘱其避免生冷，适当锻炼以增强体质。

## 五、小结

中极位于下腹部，内应胞宫，为任脉和足三阴经之会，可通调冲任之气，能泻能补，泻之理气活血、化瘀调经，补之灸之温阳补肾。子宫为经外奇穴，穴近子宫，既能补肾调经、暖宫散寒，又可疏调下焦气机、活血调经。腰俞归属督脉，位于腰骶，内应胞宫，疏通督脉经气，可通络理气调经。次髎为膀胱经穴，位于第二骶后孔中，是调理冲任之要穴，为治疗痛经的经验穴。三阴交为足三阴经之会，可健脾养血、滋补肝肾、调和气血，肝脾肾气血精液充盈，则胞宫得养，冲任自调。郭耀康通过调节任脉和督脉之经气，来调节阴阳，使脏腑和经络气血调和，冲任二脉气血旺盛。

郭耀康认为本病与肝脾肾密切相关，肝脾肾三脏功能正常是胞宫功能正常之保障。临证长于运用背俞穴治疗本病。背俞穴均位于足太阳膀胱经上，与督脉相应。肝藏血，主疏泄，肝俞可疏肝理气、滋肝养血、通络止痛；脾主运化，主统血，为"后天之本"，脾俞有补脾温中、益气养血、健脾和胃、化湿而止痛之功；肾藏精，主生殖，肾俞既可滋补肾阴、又可温补肾阳；膈俞为血会，主诸血证，活血养血，理血化瘀。郭耀康认为必须通过辨证选取相应的背俞穴。如能使用恰当，确能取得疗效，缩短疗程。

案例 1 中，郭耀康针灸并用。艾灸能温经散寒、活血通络，针灸并用能便穴位受到双重刺激，达散寒祛湿、调气行血、补养冲任、温经止痛之目的，使胞中经血得以畅通，症状能很快得到缓解。

案例 2 证属气虚血瘀。膈俞为血之大会，治疗一切血证，为活血补血之要穴；脾俞健运脾胃，脾胃为气血生化之源，脾胃运化则气血充盈；肾俞可补益肾气，月事为肾所主，肾气足则经血畅达，此外腰为肾之府，肾气充盈，则腰背酸困得减；次髎为膀胱经穴，是调理冲任之要穴，为治疗痛经的经验穴；中脘、足三里、气海大补元气；中极、子宫疏利局部经气，通则不痛；三阴交为肝脾肾经之交会穴，既能养血又能活血，为治疗妇科病之要穴。《针灸聚英》记载："如经脉闭塞不通，泻之立通；经脉虚耗不行，补之，经脉益盛则通。"气海、中极、肾俞、次髎采用温针灸，意在温补元气，增强通络止痛之效。

针刺镇痛目前广泛应用于临床，如针刺麻醉后进行结肠镜检查，针刺疗法可达到与麻醉止痛相近的效果。针刺镇痛在术中以及术后未见明显不良反应的发生，具有较好的依存性和患者满意度。针刺镇痛作为一种传统的镇痛方法，具有安全、易操作且疗效可靠的优点，其临床应用也将进一步扩大。

郭耀康通过多年的临床观察认为，治疗原发性痛经的介入时间，在经前1周为最佳。本法治疗原发性痛经，临床疗效显著。

# 第二十节　痿证

痿证是指肢体筋脉弛缓，软弱无力，不能随意运动，或伴有肌肉萎缩的一种病证。本病主要见于现代医学的运动神经元病、周围性神经损伤、急性感染性多发性神经根炎、脑瘫、外伤性截瘫等。

《素问·痿论》认为"五脏使人痿"，指出本病的主要病因是"肺热叶焦"，并提出"治痿独取阳明"的基本原则。故前人对痿证的治疗，多遵循"治痿独取阳明"的基本原则。

郭耀康根据多年临床经验结合中医经络理论，创新地提出了"任督和阳明并举治疗痿证"的思路。经多年的临床验证，收到了很好的疗效。现将他诊疗痿证的临床经验总结如下。

## 一、病因病机

痿证的病机特点是五脏受损，精津不足，气血亏耗，肌肉筋脉失于濡养。郭耀康认为本病病机为本虚标实，脾胃虚弱、运化失常是导致痿证发生的根本原因。脾胃为后天之本，素体脾胃虚弱，或久病成虚，中气受损，则受纳、运化、输布的功能失常，气血津液生化之源不足，无以濡养五脏，运行血气，以致筋骨失养，关节不利，肌肉瘦削，肢体痿弱不用。《景岳全书·痿证》云："脾伤则四肢不能为用，而诸痿作矣。"《医宗必读·痿》云："阳明者胃也，主纳水谷，化精微以资养表里，故为五脏六腑之海，而下润宗筋……主束骨而利机关。""阳明虚则血气少，不能润养宗筋，故弛纵，宗筋纵则带脉不能收引，故足痿不用。"以上病机重点在脾胃二经，多属虚证。《脾胃论》有云："夫痿者，湿热乘于肾肝也，当急去之，不然则下焦元气竭尽而成软瘫。"肾为先天之本，主藏精，肝主筋，肝肾同源，肾气充盛，则筋脉得以濡养。《景岳全书·脾胃》："水谷之海，本赖先天为之主；而精血之海，又赖后天为之资。"后天与先天，相互资生，相互促进，缺一不可。郭耀康提出临证治疗痿证，应先天后天同补，在补益脾胃的同时，重视补肾，以先天温养激发后天，才能从根本上治疗痿证。

## 二、治疗方法

1. 针刺治疗：临证以任督二脉和手足阳明经之中脘、百会、足三里、手三里、曲池、三阴交为主穴。根据中医辨证加减配穴：肺热津伤加合谷、大椎；湿热浸淫加阴陵泉、大椎；脾胃虚弱加脾俞、胃俞；肝肾亏虚加肝俞、肾俞。

2. 磁圆针治疗：以磁圆针依次沿以下经络叩刺，沿任脉上脘至关元；沿督脉风府至腰阳关；沿手阳明大肠经肩髃至合谷；沿足阳明胃经髀关至内庭；沿足太阳膀胱经背部第 1 侧线大杼至白环俞，第 2 侧线附分到至阴。各叩刺 9 次，以患者耐受为度。

以上治疗每日 1 次，从第 2 疗程开始隔日 1 次，10 次为一疗程。疗程间不休息。

## 三、验案举隅

◎ 案例 1

杜某，女，35 岁，2020 年 7 月 5 日初诊。主诉：双下肢无力 1 月余。现病史：患者 1 月前受凉后曾出现腹泻、发热症状，误认为感冒，自行口服药物治疗，后出现双下肢无力，进行性加重，伴麻木，不能行走，就诊于当地医院，行脑脊液、肌电图等检查后诊断为格林巴利综合征，予激素、免疫球蛋白治疗后症状较前改善，可缓慢行走。出院后患者双下肢无力症状仍持续，遂到我科就诊。现症：神清，精神可，双下肢无力，远端重于近端，能独自扶墙站立数分钟，不能独立行走，需旁人于身后搀扶倚靠，双下肢麻木，浅感觉减弱。纳少，寐可，二便调。舌质红，苔薄黄，脉细数。

查体：双上肢肌力、肌张力正常，双下肢肌力 II 级，肌张力减低，无肌肉萎缩，双下肢浅感觉减弱，深感觉正常，双下肢膝腱反射、跟腱反射消失，病理反射未引出。

西医诊断：格林巴利综合征。

中医诊断：痿证（肺热津伤）。

治则：补肾健脾、益胃生津、清泻肺热。

治疗：

（1）针刺治疗：

取穴：百会、大椎、中脘、曲池、手三里、合谷、足三里、三阴交、华佗夹脊穴；

泻法，得气后留针 30 分钟，每 10 分钟行针 1 次。

（2）磁圆针治疗：

沿任脉上脘至关元；沿督脉风府至腰阳关；沿足阳明胃经之髀关至内庭；沿足太阳膀胱经背部第 1 侧线大杼至白环俞，第 2 侧线附分到至阴，各叩刺 9 次，以患者耐受为度。

以上治疗第 1 疗程每日 1 次，第 2 疗程隔日 1 次，10 次为一疗程。疗程间不休息。

治疗 8 次后，患者可扶椅子做小幅度原地踏步运动；治疗 15 次后患者可扶墙自行行走 100 米；治疗 20 次后，患者双下肢肌力 4 级，可不借助外力自行行走；治疗 30 次后，患者双下肢功能完全恢复正常。查体：双下肢肌力 5 级，肌张力正常。嘱其起居饮食规律，适当锻炼身体。随访半年未复发。

◎ 案例 2

阮某，男，48 岁，2021 年 7 月 7 日初诊。主诉：渐进性双下肢无力、行走不稳、言语不清 1 年余，加重 2 月。现病史：患者平素喜食肥甘。1 年前跌倒后出现渐进性行走不稳、言语不清，遂就诊于当地医院，头颅磁共振成像示：桥小脑萎缩，诊断为多系统萎缩，予以治疗（具体不详）后症状好转出院。2月前患者上述症状较前加重，就诊于当地某医院查头颅磁共振成像＋磁共振血管成像示：①脑干及小脑萎缩，考虑橄榄脑桥小脑萎缩；②右侧胚胎型大脑后动脉；诊断为多系统萎缩，予以治疗（具体不详）后症状未见明显好转，遂到我科就诊。现症：双下肢无力，行走不稳，动作迟缓，言语不清，情绪低落，神疲，语声低微，纳寐尚可，二便调，舌淡红，苔白，脉细弱无力。

查体：神清，言语不清，计算力、定向力、记忆力正常。双下肢肌力 5 级，肌张力正常，四肢腱反射减弱。左侧病理征（＋），右侧病理征（±），双侧指鼻试验、跟－膝－胫试验不稳，直线行走不稳，闭目难立征（＋）。

西医诊断：多系统萎缩。

中医诊断：痿证（脾胃虚弱）。

治则：健脾益胃，条达经脉。

治疗：

（1）针刺治疗：

取穴：百会、中脘、曲池、手三里、足三里、三阴交、脾俞、胃俞、华佗夹脊穴；

补法，得气后留针 30 分钟，每 10 分钟行针 1 次。

（2）磁圆针治疗：

沿任脉上脘至关元；沿督脉风府至腰阳关；沿足阳明胃经

之髀关至内庭；沿足太阳膀胱经背部第 1 侧线大杼至白环俞、第 2 侧线附分到至阴，各叩刺 9 次，以患者耐受为度。

以上治疗第 1 疗程每日 1 次，第 2 疗程隔日 1 次，10 次为一疗程。疗程间不休息。

治疗 15 次后，患者双下肢无力、行走不稳、言语不清、反应迟钝、情绪低落较前明显改善。双侧轮替试验、跟 – 膝 – 胫试验较前稳准；治疗 25 次后患者行走较前平稳，动作较前敏捷，语言表达清晰度接近常人，双侧轮替试验、跟 – 膝 – 胫试验较前稳准，闭目难立征试验中睁眼、闭眼摇晃幅度减小。

## 四、小结

郭耀康认为案例 1 乃感受湿热邪毒，伤津耗气，使肺热叶焦，不能输布津液，筋肉失于气血津液濡养。《灵枢·经脉》亦云"肺手太阴之脉，起于中焦"，子盗母气，脾胃受损，不能运化，气血生化无源，四肢肌肉筋脉无气以禀，故发为痿证。本病病机为本虚标实，治以健脾补肾、益胃生津为主，清泻肺热为辅。

案例 2 中患者平素喜食肥甘，易损伤脾胃。脾胃为后天之本，气血生化之源，饮食失调，脾胃运化失常，气血生化无源，筋脉失养，宗筋弛缓，以致痿废不用。辨证为脾胃虚弱证，治以补益脾胃，条达经脉。

大椎为督脉和诸阳经交会之处，百会居于颠顶正中，为督脉之极，二穴不仅有清热之功，又可疏通督脉、调整和振奋诸阳经气、促进全身的气血运行，还能补肾生津补髓；中脘为腑会、胃之募穴，能健脾和胃、补中益气，与大椎、百会相配既能补肾健脾，以先天养后天，化生气血津液，使筋脉肌肉得以濡养，又可交通任督二脉，使人体的阴阳协调平衡。任督二脉经气相通，汇合流通畅利，对于五脏六腑、十二经脉都起着重要的作用。足三里为胃经之合穴，中脘和足三里相配能补益后天，有健脾益胃，生津养阴之功；三阴交为肝脾肾三经的交会穴，能阴阳双调，气血双补，兼顾肝脾肾三脏；足三里、手三里、合谷、曲池均为手足阳明经穴，循经局部取穴，能补气养血荣筋；曲池为手阳明的合穴，合谷为手阳明之原穴，合谷、曲池清热宣肺、通经活络；脾俞、胃俞为背俞穴，刺之可补益脾胃，调和气血；夹脊穴位于督脉与膀胱经之间，督脉、足太阳膀胱经均循行于人体阳中之阳的背部，同络于脑，在循行上密切联系，生理上互为功用，经络上互相贯通，夹脊穴内联脏腑外通背俞穴，协调督脉督领一身之阳气，针刺夹脊穴可协调督脉及膀胱经的经气；大包穴为脾之大络，主网罗全身诸络之气，如其不足，则诸络陷下不举，四肢百节尽纵而不收，故取之可督统诸络，强筋利节；诸穴相配，使四肢筋脉肌肉得以濡养，机体得以恢复。磁圆针有疏导经络，调整阴阳脏腑气血之功效。

《素问·痿论》提出了"治痿独取阳明"的基本原则，后世医家多遵从此法治疗痿证，但却忽略了《素问·痿论》中"冲脉者，经脉之海也，主渗灌溪谷，与阳明合于宗筋……而阳明为之长，皆属带脉，而络于督脉"的论述。任脉、督脉同起于胞中，任督二脉与足阳明均有交会之处。因此，任督之穴既能调人身阴阳气血之不足，又有醒神开窍、安神定志之功。郭耀康结合中医脏腑、经络理论，经多年的临证实践，提出"任督和阳明并举治疗痿证"的治疗原则，认为治疗痿证在补益脾胃的同时，必须注重补肾。通过针刺配合磁圆针叩刺任督二脉，先天、后天同补，从而达到治愈痿证之目的，取得了满意的临床疗效，也为后人治疗痿证提供了新的治疗原则和思路。

# 第二十一节　胃痛

胃痛又称胃脘痛，以胃脘部经常发生疼痛为主证。常见于现代医学的急慢性胃炎、消化性溃疡、胃痉挛、胃肠神经官能症等疾病中，是各种原因导致胃黏膜受到刺激、受损或平滑肌痉挛所出现的症状。临床发病率高。

郭耀康多年来经常深入基层为老百姓提供医疗服务，经他治疗而愈的患者不计其数，积累了丰富的临床经验，获得了良好的临床疗效。现将他治疗胃痛的经验介绍于下。

## 一、病因病机及辨证论治

发生本病的病因较多，常见病因有外邪犯胃、饮食伤胃、情志不畅和脾胃虚弱等。发病之初多为单一病因，如外感寒邪，内客于胃，寒主收引，致胃气不和而胃痛；暴饮暴食，胃失和降而痛；忧思恼怒，则气郁伤肝，肝木失于疏泄，横逆犯胃，致气机阻滞，而发为胃痛；劳倦过度，脾胃虚弱，中焦虚寒而胃痛。日久则多种病因相互作用，病情复杂。

郭耀康认为胃痛的病位虽然在胃，但和脾密切相关。其病因虽有种种不同，但其发病机理均属脾胃气机升降失常，阴阳失衡，即"不通则痛"。其中，寒邪客胃、饮食伤胃、肝气郁滞和脾胃虚寒四型在临床上最为常见。

郭耀康遵从"通则不痛"的治疗思路，故治以调理脾胃气机，协调阴阳，和胃降逆止痛，并根据辨证分型，寒邪客胃者佐以温中散寒；饮食伤胃者消食导滞；肝气郁滞者疏肝理气；脾胃虚弱者健脾和胃。

## 二、治疗方法

### 1. 针灸治疗

主穴：中脘、上脘、下脘、至阳、筋缩、内关、足三里。

配穴：寒邪客胃加梁丘、神阙；饮食伤胃加建里、梁门、天枢；肝气犯胃加肝俞、胃俞；湿热中阻加曲池、阴陵泉；气滞血瘀加膻中、膈俞；胃阴不足加胃俞、三阴交、太溪；脾胃虚寒加神阙、脾俞、胃俞。神阙只灸不针。

寒邪客胃和脾胃虚弱者针灸并用；饮食伤胃、肝气犯胃和胃阴不足者只针不灸。寒邪客胃、饮食伤胃、湿热中阻、肝气犯胃和气滞血瘀属实证，针用泻法；脾胃虚弱属虚证，针用补法。脾俞、胃俞采用艾灸盒灸 20 分钟，中脘、神阙用隔姜灸，每次 3 壮，温度以患者耐受为度。

2. 整复胸椎：患者俯卧，沿背部第 4 胸椎至第 1 腰椎夹脊穴及两旁的膀胱经，施以轻柔的掌根部按揉、擦法，约 10 分钟，重点在第 5 胸椎至第 8 胸椎的夹脊穴和压痛点上，随后仔细寻找胸椎错骨缝的棘突，采用分推法整复胸椎。

疗程：每日治疗 1 次，10 次为一疗程，疗程间休息 5 天。

## 三、验案举隅

◎ 案例 1

张某，女，25 岁，2009 年 9 月 10 日初诊。胃脘部剧烈疼痛 3 日，呈阵发性发作。患者 3 日前因过食冷饮出现胃脘部剧痛，呈阵发性，无恶心呕吐和腹泻，得温则痛减。某医院胃镜检查示：急性胃炎。经对症治疗病情无明显好转，遂慕名来诊。症见：胃脘部阵发性剧烈疼痛，纳呆，夜寐差，二便调，舌质淡、苔薄白，脉弦紧。

诊断：胃痛。

证型：寒邪客胃。

治则：健脾和胃，调整阴阳，温经散寒。

治法：取 28 号 2 寸毫针针刺中脘、上脘、下脘、至阳、筋缩、内关、足三里、梁丘，针用泻法，各穴均施行提插捻转泻法，进针得气后留针 40 分钟，每 10 分钟行针 1 次。针刺约 5 分钟后，患者即觉胃脘部疼痛减轻，约 30 分钟后胃脘部疼痛明显减轻。针刺结束后，又于中脘、神阙施隔姜灸各 3 壮，继而采用分推法整复偏歪的第 5 胸椎。治疗 1 次后，发作次数明显减少，患者自觉胃脘部仅偶有轻微疼痛。治疗 3 次后，胃痛消失。随访 2 周未复发。

◎ 案例 2

郝某，男，74 岁，2010 年 3 月 26 日初诊。胃脘部阵发性隐痛反复发作 10 年，加重 3 月。患者自 10 年前出现胃脘部隐痛或胀满，时作时止，劳累或受凉后病情加重，大汗淋漓，可自行缓解。某医院胃镜检查示：慢性浅表性胃炎。虽经口服多种中西药治疗，但效果不佳。近 3 个月来，病情加重，发作频繁，故来就诊。症见：胃脘部隐痛，神疲乏力，面色无华，手足不温，纳呆，夜寐差，二便尚调，舌质淡，苔薄白，脉细弱。

诊断：胃痛。

证型：脾胃虚寒。

治则：健脾和胃，调整阴阳，培补阳气。

治法：针刺百会、中脘、上脘、下脘、至阳、筋缩、内关、神门、足三里、脾俞、胃俞、三阴交，针用补法，各穴施行补法，进针得气后留针 40 分钟，每 10 分钟行针 1 次，于中脘、至阳施温针灸各 3 壮，采用分推法整复第 6 胸椎。每日 1 次，10 次为一疗程。一疗程后隔日 1 次。治疗 2 次后，患者即觉胃脘部疼痛减轻，发作次数减少；6 次后胃脘部疼痛明显减轻，腹胀消除，食纳增加，睡眠转好。治疗 13 次后胃痛消失。随访半年未复发。

◎ 案例 3

赵某，男，42 岁，2013 年 7 月初诊。主诉：胃脘部疼痛 1 天。患者 1 天前因生气后进食烧烤、冰啤酒出现胃脘部疼痛，伴胁肋胀痛，受凉、生气后加重，遂来诊。现症：胃脘疼痛，难以站立，痛苦面容，伴恶心欲呕，进食后疼痛加重，夜眠差，痛泻，日行 2～3 次。舌淡苔白腻，脉弦紧。

中医诊断：胃痛。

证型：肝气郁滞，寒邪犯胃。

治则：舒肝和胃，散寒止痛。

治法：取穴中脘、上脘、下脘、至阳、筋缩、内关、足三里、太冲、梁丘、神阙。中脘先行烧山火手法后继行温针灸，神阙穴施隔姜灸法，余穴采用平补平泻法，留针 30 分钟，每 10 分钟行针 1 次。出针后，疼痛大减，次日复诊，患者自诉疼痛已基本消失，为巩固疗效，与前日同穴同手法针刺 1 次。针后无不适，嘱避生冷，清淡饮食，调畅情志，不适随诊。随访 1 月，未见复发。

## 四、小结

胃为六腑之一，以通降为顺，脾与胃相表里，是人体受纳腐熟水谷，吸收精微物质和维持生命的本源，为水谷之海，是后天之本。脾胃充盛则水谷充盈，气血生化有源，人体脏腑、经络等组织器官才能得到濡养和滋润，其生理功能活动才能正常。

任脉行于人体的前正中线，为阴脉之海；督脉行于人体的后正中线，为阳脉之海，二脉共同构成一个阴阳循环的体系。任督二脉经气的通畅平衡与否，直接关系着全身阴阳的平衡和协调，故任督二脉相通，经气汇合流通畅利，人体才能达到"阴平阳秘，精神乃治"的阴阳平衡状态。

中脘是任脉之穴，乃胃之募穴，六腑之会，可协调阴阳，温通腑气，调理中焦气机而止痛；上脘位于胃之上口，属胃络脾，能开胃之受纳之门，使水谷得以入胃；下脘位于胃之下口，能和胃降逆；此三穴相配，上助受纳，中佐转运，下调通达，能使胃之受纳腐熟功能得以正常发挥。筋缩为督脉经腧穴，具有健脾和中、缓急止痛之功；至阳为督脉经腧穴，为阳中之阳，有振奋人体阳气、健脾调中、理气止痛之效，此二穴是郭耀康治疗胃痛的特效穴。内关为手厥阴心包经之络穴，八脉交会穴之一，能理调三焦之气机；足三里为足阳明胃经下合穴，能健脾和胃，化积导滞，通调腑气，和胃止痛。以上诸穴相配，可使人体脾胃气机运行通畅，生化有源，升降有序，补中有行，补而不滞，阴阳协调，故能健脾和胃降逆，调整阴阳，通调腑气而止痛，临床疗效良好。

胃由第5至第8交感神经胸节支配。临证时，郭耀康认为在第5胸椎至第8胸椎的督脉和膀胱经上寻找痉挛、压痛点，予以按、揉法等手法松解后，整复偏歪的棘突，可使胃脘部疼痛立刻缓解、消失。

郭耀康指出，临证时首先要鉴别是胃痛还是真心痛，以免贻误最佳的治疗时机。在治疗本病时，应特别重视辨明寒热虚实。郭耀康治疗胃痛，以脾胃学说为指导，强调首要顾护脾胃之功能，同时交通任督二脉，使脾胃气机升降有力，阴阳平衡，以达和胃止痛之功。他还特别强调患者应注意养成良好的饮食习惯，戒烟戒酒，忌食辛辣等刺激性食物。

# 第二十二节　膝骨关节炎

膝骨关节炎是由于膝关节的局部损伤、炎症及慢性损伤引起关节面软骨变性，软骨下骨板反应性损伤，从而导致膝关节出现一系列症状和体征。

在我国，60岁以上人群中，膝骨关节炎的发病率高达42.8%。以疼痛、活动受限等为主要临床表现，以膝周软组织炎性粘连和软骨退变为主要病理改变，严重影响患者生活质量。

## 一、病因病机

现代医学认为膝骨关节炎的根本原因是膝关节力平衡失调，一方面膝关节周围的软组织损伤引起粘连、牵拉，破坏了膝关节的力平衡，使关节内产生了高应力点；另一方面由于某种疾病，如类风湿关节炎，破坏了关节周围的软组织，从而使关节内力平衡失调，出现骨刺。

中医学无明确的骨关节炎病名，根据其临床症状归属于"痹证""骨痹""筋痹""腰腿痛"的范畴。多数医家认为此病由肢体筋脉、关节、肌肉、经脉气血痹阻不通，"不通则痛"而发病，出现疼痛、畸形和功能障碍。郭耀康认为本病的病机在于气滞，他强调气机条达是维持人体正常生命活动的基础，疾病的发生皆与脏腑经脉气机失调有关。张介宾《类经》中有云："气之在人，和则为正气，不和则为邪气。凡表里虚实、逆顺缓急，无不因气而生，故百病皆生于气。"无论外感病因还是内伤病因皆可影响气的运行，而气为血之帅，进而影响血的运行，致使气血不畅、经脉阻滞，或脏腑功能失调，产生疾病。

## 二、治疗方法

### 1. 传统毫针针刺

郭耀康强调在四诊合参、辨证论治的基础上，选择适当针具，取穴应少而精，刺法适宜，施针者凝神静气，心手相合。

针具的长短、粗细，进针方向、深浅，行针手法等细节都会对最终疗效产生影响。常选用内膝眼、犊鼻、鹤顶、阳陵泉、风府、阿是穴。鹤顶与内膝眼、犊鼻为治疗膝部疾病的经验配穴，三穴合用可增加疗效。阳陵泉为八会穴之筋会，主治下肢痿痹，与内膝眼、犊鼻、鹤顶相配可治疗膝部疾病。郭老在远部取穴时常选风府，因风府为督脉、阳维之会，为祛风要穴。配穴：行痹可加血海、膈俞，取"治风先治血，血行风自灭"之意；痛痹日久可致阳气虚衰，加关元、肾俞以益火之源，振奋阳气，驱散寒邪；着痹加足三里、阴陵泉，此二穴为足阳明胃经、足太阴脾经合穴，两穴合用可健运脾胃而化湿；热痹加大椎、曲池以泻热；痰瘀互结可加丰隆、血海化痰祛瘀；肝肾亏虚加悬钟、大杼以强筋骨。选穴宜少而精。

## 2. 火针疗法

郭老根据古人"火郁发之"理论，提出火针疗法可发散火热毒邪，治疗热证，在临床上应用中粗火针点刺治疗鹤膝风之热痹，效果较好。热痹患者素体阳盛，外感风寒湿邪，气血郁滞不行，伏而生热，故生热痹，火针可激发经气，行气活血，推动郁热散出。火针疗法讲究"红、准、快"，同时应根据具体情况调整火针的温度、深度、速度等，郭耀康在临床上治疗膝痹多速刺，阳虚寒凝证宜用温针配合关元穴灸法，对痛觉敏感的病人可用毫火针，但对于糖尿病患者尤其是血糖控制较差者及凝血功能异常的患者应当禁用。

### 3.点刺放血疗法

放血疗法是用三棱针点刺穴位或浅表血络，使之出血的治疗方法，亦可由皮肤针叩刺或火针点刺，或辅以拔罐增加出血量。郭耀康认为对于膝痹日久，瘀血内生的患者，可用"以血行气"的刺络放血法，强令经脉血气通行。膝痹患者素体正气不足，外邪侵入关节，局部气血运行不畅，阻滞经络，日久产生瘀血等病理产物。又《灵枢·小针解》曰："菀陈则除之者，去血脉也。"刺络放血法可逼邪气随血而出，快速缓解局部气血壅滞，祛瘀生新，以血行气，使气血调和，尤其适用于有膝部刺痛、顽痛、痛处固定不移、夜间加重等瘀血阻络症状的痰瘀互结证。郭老在穴位的选择上，除内膝眼、犊鼻和局部血络凸显处外，对于久病患者，亦配合远部穴位刺络放血拔罐，如大椎、大杼、天宗等。

## 三、病案举隅

患者，女，61岁，主诉：右膝关节疼痛2年。患者右膝关节内侧疼痛明显，上下楼梯时加重，久坐后疼痛不能站立，纳眠可，便溏。查体：右膝关节活动受限，关节肿胀，无乏力发红，无明显皮温升高，膝关节内侧、下侧压痛（＋）。舌淡，苔白腻，脉弦。

中医诊断：痹证。

西医诊断：膝骨关节炎。

证型：阳虚寒凝。

治则：荣筋强骨，散寒止痛。

治法：选用火针疗法，患者取坐位，火针点刺内膝眼、犊鼻、鹤顶、足三里，每穴散刺 3 针，深度 5mm ～ 10mm；每周 2 次，连续治疗 6 周。6 周后患者诉右膝关节疼痛明显减轻，仅上下楼时轻微疼痛，屈伸较前灵活，怕冷症状缓解。嘱患者继续治疗。

# 第二十三节　腰痛

腰痛，又称"腰脊痛"，是指因外感、内伤或挫闪导致腰部气血运行不畅，或失于濡养，引起腰脊或脊旁部位疼痛为主要症状的一种病证。腰痛病因为内伤、外感与跌仆挫伤，基本病机为筋脉痹阻，腰府失养。内伤多责之禀赋不足，肾亏腰府失养；外感风、寒、湿、热诸邪痹阻经脉，或劳力扭伤，气滞血瘀，经脉不通而致腰痛。

本病为针灸科常见病，经多年的临床实践，郭耀康采用针灸结合中药，中西医结合治疗腰痛，取得了很好的临床疗效。现将他治疗腰痛的临床经验总结如下。

## 一、病因病机

中医学认为，腰为脊之下枢，藏髓之骨节，督脉之要道，藏诸筋，会诸脉。腰部扭挫、闪失，腰节受损，致使脊窍错移，气血瘀滞，筋肌挛急而痛。窍骸受损，突出于窍，碍于脊髓，诸脉络受阻，气血瘀滞于经络，则经气不通，经脉失掣，沿经脉所循而发为筋肌痛、麻木。

现代医学认为，有以下几种疾病因素：

①脊柱先天性变形：脊柱侧弯、脊柱裂、第5腰椎骶骨化等，常伴有脊柱畸形。

②外伤：腰背肌扭伤、劳损，椎体、肋骨骨折，椎间盘突出，常伴活动受限。

③代谢性疾病：甲状旁腺功能亢进、骨质疏松。

④全身风湿性疾病：强直性脊柱炎、类风湿关节炎、骨关节炎等。

⑤骨破坏性疾病：原发肿瘤及骨转移癌，感染如椎体结核、脓肿等。

⑥内脏疾病引起的放射痛：胆囊炎、消化性溃疡、胰腺疾病引起的腰背痛（常伴有嗳气、反酸、上腹胀痛），肾结石、输尿管结石引起的腰痛（常伴有尿频、尿急、尿不尽），女性盆腔疾病（常伴有月经异常、痛经、白带过多），男性前列腺炎引起的下腰背、腰骶痛。

⑦其他：孕期腰痛、非特异性腰痛、精神心理性的疼痛，以及长期姿势不当造成的腰痛。

## 二、中医辨证

1. 血瘀气滞型：常见于急性期，腰腿痛如针刺，痛有定处，日轻夜重，腰部板硬，俯仰转侧困难，痛处拒按。舌质紫暗，或有瘀斑，脉弦紧或涩。

2.寒湿痹阻型：腰腿冷痛重着，转侧不利，静卧痛不减，受寒及阴雨疼痛加重，肢体发凉。舌质淡，苔白或腻，脉沉紧或濡缓。

3.湿热痹阻型：腰部疼痛，腿软无力，痛处有热感，遇热或雨天痛增，活动后痛减，恶热口渴，小便短赤。舌红，苔黄腻，脉濡数或弦数。

4.肝肾亏虚型：（1）肾阳亏虚：腰部酸痛，腿膝乏力，劳累更甚，卧则痛减。面色㿠白，手足不温，少气懒言，腰腿发凉，或有阳痿、早泄，妇女带下清稀；舌质淡，脉沉迟。

（2）肝肾阴虚：腰腿痛缠绵日久，反复发作，乏力、不耐劳，劳则加重，卧则减轻；心烦失眠，口苦咽干，舌红少津，脉弦细而数。

## 三、治疗方法

郭耀康认为腰痛治疗主穴取阿是穴，寒湿痹阻证配命门、大肠俞、阴陵泉、委中等；湿热痹阻证配阴陵泉、三阴交、委中等；血瘀气滞证配命门、委中、膈俞、血海等；肝肾亏虚证配肾俞、太溪、腰阳关、委中等，肾阳亏虚证配关元、气海；肝肾阳虚证配绝骨、照海。

## 四、验案举隅

◎ 案例 1

李某，女，78 岁，主因"间断腰痛三月余"于 2016 年 9 月初诊。患者于三个月前无明显诱因出现腰部胀痛、乏力，伴右髋部疼痛、活动受限，坐及行走困难，舌暗苔紫，脉弦涩。体格检查腰 1 ～ 2 棘突间及椎旁轻度压痛、叩击痛，无下肢放射痛，双下肢直腿抬高试验（–），右髋"4"字试验（–），双下肢肌力、肌张力正常。CT 示：腰 1 椎体骨折，部分折块向后方移位，硬膜囊受压；腰椎椎间盘退行性改变，骨质增生。

中医诊断：腰痛（气滞血瘀）。

治则：活血化瘀、理气通络。

治法：针刺取肾俞、委中、后溪、膈俞、血海。患者舌暗苔紫，辨为气滞血瘀证，故加腰阳关、阿是穴，以上穴位毫针针刺，平补平泻，留针 30 分钟，每隔 10 分钟行 1 次针，每日 1 次，10 次一疗程，针后配艾灸及拔罐；耳针疗法：取腰椎、神门、皮质下。5 次后，腰部胀痛明显改善。持续治疗 3 个疗程后，可自己行走。

◎ 案例 2

王某，女，82 岁，主因"间断腰腿痛十年"于 2021 年 3 月初诊。患者十年前无明显诱因出现腰痛，于当地门诊多次行针灸推拿治疗，症状时轻时重。现症见：腰腿痛，反复发作，伴有乏力、气短，劳则加重，卧则减轻，心烦失眠，口苦咽干，舌红少津，脉弦数。查体：腰椎区域压痛明显，双下肢肌肉有萎缩，双膝关节变形，无感觉异常。

诊断：腰痛（肝肾亏虚）。

治则：补益肝肾，通络止痛。

治法：针刺取肾俞、太溪、腰阳关、委中、绝骨、照海。以上穴位毫针针刺，平补平泻，留针 30 分钟，每隔 10 分钟行 1 次针，每日 1 次，10 次一疗程。治疗 3 个疗程后，腰腿痛不显。

## 五、小结

腰为肾之府，由肾之精气所溉，肾与膀胱相表里，足太阳经过之，此外，任、督、冲、带诸脉，亦布其间，所以，腰痛与肾脏及诸经脉相关。外感腰痛的主要发病机理是外邪痹阻经脉，气血运行不畅。寒为阴邪，其性收敛凝闭，侵袭肌肤经络，郁遏卫阳，凝滞营阴，以致腰府气血不通；湿邪侵袭，其性重着、黏滞，留着筋骨肌肉，闭阻气血，可使腰府经气不运；热邪常与湿合，或湿蕴生热而滞于腰府，造成经脉不畅而生腰痛。

内伤腰痛多由肾精气亏虚，腰府失其濡养、温煦。精气亏虚则肾气不充，偏于阴虚则腰府不得濡养，偏于阳虚则腰府不得温煦，故发生腰痛。内伤不外乎肾虚，而风、寒、湿、热诸邪，常因肾虚而乘袭，内外二因，相互影响，痹阻经脉，发生腰痛。诸如《杂病源流犀烛·腰脐病源流》说："腰痛，精气虚而邪客病也。"经脉以通为常，跌仆挫扭，影响腰部气血运行，以致气滞血瘀，壅滞经络，凝涩血脉，不通而痛。诚如《景岳全书·腰痛》说："跌仆伤而腰痛者，此伤在筋骨而血脉凝滞也。"

郭耀康提出腰痛日久，虚实夹杂，治疗应选用祛邪和培本的方法。一般初起以祛邪为主，病久则予补益肝肾，健脾培本，或祛邪与扶正并用，以达到扶正祛邪的目的。治疗本病，除针灸、内服中药外，尚可配合按摩、理疗、拔火罐、膏贴、药物熏洗等方法综合治疗，疗效较好。

郭耀康认为案例1中，患者间断腰痛三月余，病程较长，舌暗苔紫，脉弦涩，诊为气滞血瘀，治疗上配合针刺肾俞可祛寒除湿；委中为循经取穴，膀胱之脉，夹脊抵腰络肾，守"腰背委中求"之意，循经远取委中，以疏通膀胱经经气，是治疗腰背部疼痛的要穴；腰阳关为局部取穴，以疏通局部经气，行气止痛；针刺大肠俞、阿是穴可疏通腰部经络气血，通经止痛；针刺膈俞、血海可活血化瘀，以疏通经络，缓解疼痛。

案例2中，患者腰腿痛十年，病程较长，舌红少津，脉弦数，属肾阴虚，针刺取膀胱经肾俞以益肾壮腰，委中以疏利膀胱经气，祛除经络瘀滞；取肾经太溪、照海以补肾气；取督脉腰阳关以疏通局部经气；取胆经绝骨以滋阴补肾。整体配合，疏通腰部经络气血，达到通经止痛的目的。

# 第二十四节　腰椎间盘突出症

## 一、病因病机

腰椎间盘突出症是临床常见的骨科疾病，是指腰椎间盘的纤维环变性、破裂，髓核组织突出，压迫和刺激神经根或马尾神经所引起的一系列腰腿部疼痛和神经功能障碍的症状和体征，当受累神经根损害严重时，其所支配的肌肉力量减弱、感觉减退，重者可引起肌肉瘫痪，对患者的生活造成严重影响。

腰椎间盘突出症是现代医学病名，在中医学中属于"腰痛""痹证"范畴。中医学认为腰痛是指因外邪包括风、寒、湿、热相互夹杂或因跌仆损伤导致腰部经络气血运行不畅，或因肾虚导致腰部筋脉失于濡养而引发的一种病症。

## 二、治疗方法

### 1.温针灸疗法

郭耀康认为，腰椎间盘突出症的病因在于经络营卫气血滞而不通，治当温经通滞。郭老在长期的临床中发现，选用夹脊穴（腰椎棘突旁开1寸）进行治疗往往疗效显著。不同于传统的华佗夹脊穴，夹脊穴的定位并非固定不变，应重视临床经验。夹脊穴的常用刺法有直刺、平刺、斜刺、梅花针叩刺等，郭老主张使用斜刺，于督脉与膀胱经间透刺、深刺，沟通两脉，针刺时针尖与皮肤呈 75°进针，针尖向椎板方向，斜刺 1～2 寸，使上下肢有放射性麻木感为度，然后于针上放置自制灸盒，点燃 4～6 节 4cm 长的艾条放入其中，持续 30～40 分钟，若患者无法耐受则移开盒盖或调整灸盒位置。

郭老提出"痛不远温，当以温为要"。督脉是阳脉之海，总领一身阳气，膀胱乃太阳之脉，为一身巨阳，通过针刺沟通调动二者阳气，并于其上灸之，能起到滑利枢机，舒经活络，调补气血，消除或减轻神经根炎症、水肿等作用。

### 2. 从脾肾论治

郭耀康认为本病病机以脾肾阳虚为本，寒湿痹阻为标，治疗上应以温阳祛湿通络为原则进行选经配穴。此类病证属于中医痿证范畴，《黄帝内经》首先提出"痿"的概念，《素问·生气通天论》曰："因于湿，首如裹，湿热不攘，大筋软短，小筋弛长，软短为拘，弛长为痿。"《素问·痿论》提出"治痿者，独取阳明"，因"阳明者，五脏六腑之海，主润宗筋，宗筋主束骨而利关节也""阳明虚则宗筋纵，带脉不引，故足痿不用"。此类型的患者多属肾阳不足，无力推动血液运行，精微失于输布，则见下肢痿弱无力、感觉减退。或脾阳不升，寒湿聚于腰腿部，阻滞经络，气血不畅，肌肉失于濡养，也会出现下肢痿弱无力，感觉减退，因此核心病机为脾肾阳虚、寒湿痹阻，治疗上应以健脾温阳补肾、祛寒除湿为原则。

因此，针刺时选取督脉、膀胱经、胃经腧穴，如腰阳关、命门、肾俞、大肠俞、关元俞、次髎、委中、足三里、上巨虚、下巨虚、解溪等，并加用灸法，可达健脾益气温阳、散寒除湿通络的作用。

### 3. 电针、耳穴与拔罐相配合

电针是目前治疗痛证、痹证常用方法之一。郭老常取夹脊穴、环跳、委中、阳陵泉、承山、昆仑等穴，针刺得气后连接电针治疗仪，采取疏密波，频率 4/20Hz，电流刺激以患者耐受为度，每次持续 20 分钟，5 天为一个疗程，疗程间隔 2 天，持续 2 ~ 4 个疗程。

耳穴与经络脏腑关系非常密切，《灵枢·口问》有"耳者，宗脉之所聚也"，《厘正按摩要术》载："耳珠属肾，耳轮属脾，耳上轮属心，耳皮肉属肺，耳背玉楼属肝。"郭老认为，腰痛患者大多为久病，屡发屡止，常规方法治疗效果不佳，耳穴治疗能迅速止痛，且于体针治疗间隔期间也能发挥作用。郭老先探测患者耳穴敏感点或压痛点，配以神门（经验取穴）、腰骶椎（部位取穴）、肾（脏腑取穴）、外生殖器（经验取穴）等，于所取穴位贴上粘有王不留行籽的胶布，嘱患者每日自行按压 3 ~ 6 次，每次 2 ~ 15 分钟，以耳穴处有热、胀、麻、稍出汗感为佳。粘贴 1 次保留 2 ~ 3 天，6 次为一疗程，持续 1 ~ 2 个疗程。

郭耀康认为腰椎间盘突出症的辨经论治主要责之督脉和膀

胱经，拔罐具有祛风散寒、疏通经络、行气活血、松解筋肉等作用，能有效调理督脉和膀胱经。因此，通常在电针治疗后让患者稍作休息，待调整好体位及相应准备充分后，灵活选择走罐、留罐或刺血拔罐等操作，对缓解疼痛、肌肉僵硬及活动受限等症状有明显疗效。

## 三、验案举隅

◎ 案例 1

患者，女，56 岁，既往有腰椎间盘突出症病史近 20 年，10 天前无明显诱因出现腰骶部疼痛难忍伴双下肢放射痛，自行服用消炎药、止痛药等，效不佳。刻下：二便调，面色少华，常感下肢沉重，腰膝酸软，纳寐尚可，舌质淡，苔薄白，脉沉细、尺脉弱。查体：第 4、第 5 腰椎棘突处压痛（＋），双下肢直腿抬高试验（＋）。CT 提示：第 2 腰椎至第 5 腰椎椎体骨质增生，第 4、第 5 腰椎椎间盘突出。

西医诊断：腰椎间盘突出症。

中医诊断：腰痛。

辨证：肾精亏虚、气血不足。

治则：补肾生精，益气生血。

治法：取第 1 腰椎至第 1 骶椎棘突旁开 1 寸夹脊穴，针尖与皮肤成 75° 向椎板方向斜刺约 2 寸，针下感到沉紧，患者诉针感放射至足底；环跳直刺 3 寸，太溪、秩边、委中、志室、腰眼、命门、三阴交等穴行常规针法。夹脊穴置温灸盒,内置 4 节 4cm 长的艾条,以患者耐受程度调整位置,艾条燃尽后于夹脊穴及环跳接 2 组电针(疏密波,4/20Hz,20分钟),留针 40 分钟后拔针并嘱以休息片刻。再嘱患者取坐位,双耳均选取神门、腰骶椎、肾及探查出的敏感点(或压痛点)进行常规消毒,并用粘有王不留行籽的胶布贴压,嘱患者每日自行按压。夹脊温针灸、电针、拔罐每日 1 次,周末休息;耳压贴每周一、三、五换新。治疗 3 周后,患者腰骶部疼痛明显减轻,双下肢稍麻木疼痛。

◎ 案例 2

李某,男,72 岁,主诉:右下肢无力 5 月余,加重 1 周。症见:右下肢无力,行走不利,麻木,小腿外侧感觉减退,乏力,全身沉重,受寒后加重,得温痛减,纳尚可,寐欠佳,大便不成形,小便可,舌淡胖、苔白腻,脉沉细弱。查体:双下肢肌张力正常,右下肢远端肌力 4 级,右下肢胫前温度感觉降低,足背麻木,右下肢远端肌肉萎缩,第 4 腰椎至第 1 骶椎椎体及脊旁压痛,神经系统检查病理征均为阴性。腰椎 CT 检查示:L4、L5、S1 椎间盘向中央突出,并有硬膜囊受压。

西医诊断:腰椎间盘突出症。

中医诊断:痿证。

辨证:脾肾阳虚、寒湿痹阻。

治则:健脾益气、温阳补肾、祛寒除湿。

治法：予针灸治疗，取穴腰阳关、命门、肾俞（双）、大肠俞（双）、关元俞（双）、次髎（双）、委中（双）、足三里（双）、三阴交（双）、阴陵泉（双）、太溪（双）、上巨虚（右）、下巨虚（右）、解溪（右）、丘墟（右）。选用 0.25mm×25mm、0.25mm×40mm 及 0.30mm×50mm 规格的针灸针，不同的穴位选择不同规格的针灸针，穴位均用直刺，足三里、上巨虚、下巨虚采用提插补法，其余穴位行平补平泻，留针 30 分钟。双侧足三里及右侧上巨虚、下巨虚予温针灸，每次 3 壮。隔天治疗 1 次，共治疗 10 次。

二诊：患者右下肢无力、麻木感减轻，行走不利，小腿外侧感觉减退，乏力、周身困重减轻，在一诊疗法基础上加用电针，分别连接电针仪电极于解溪、丘墟的针柄上。电针参数：连续波，5Hz，电流强度 0.5～4.0mA，以患者能耐受为度，持续电针治疗 30 分钟，隔天治疗 1 次，治疗 10 次。

三诊：患者右下肢无力、麻木感较前明显减轻，行走不利，小腿外侧感觉减退、乏力及周身困重较前均明显减轻。继续二诊方案治疗 10 次。

四诊：患者右下肢稍有麻木，余症基本缓解。

# 第二十五节 抑郁证

抑郁证是最常见的精神障碍疾病之一，以心情低落、兴趣减退或精力疲乏为主要的临床特点，严重影响到患者的学习、工作及社会行为能力。

## 一、病因病机

现代医学认为本病是心理、生理、社会等多种因素共同作用所致的疾病。抑郁证，古代称为"郁病"，以情志不畅、气机郁滞为病机，多为肝失疏泄、脾失健运和心失所养而导致脏腑气血阴阳失调。

多数医家认为郁证发生的主因是肝失疏泄、脾失健运、心失所养，阴阳的相对平衡受到破坏，与手足厥阴经、手少阴心经相关，而郭耀康认为本病与督脉密切相关，因督脉"贯脊属肾"，上行经脑，是人体的"阳脉之海"，总督统领着各个经脉，能够贯穿五脏六腑，能够有效改善各经脉和脏腑病变。

## 二、治疗方法

1. 交通任督针刺法：以百会、印堂之督脉穴及气海、关元之任脉穴为主穴，四穴合用，疏通任督二脉，恢复气血运行，达到调整阴阳的目的。辅以风池镇静安神，内关、神门调节心气、宁心安神，三阴交、太溪及太冲调节肝脾肾三阴经气，最终达到滋阴健脾、调畅气机、疏肝解郁、补益肝肾和调和气血的作用。患者取仰卧位，针刺前排空小便。采用规格0.30mm×25mm 或 0.30mm×40mm 一次性针灸针进行针刺，百会、印堂平刺 12.5mm ~ 20mm，气海、关元直刺 25mm ~

40mm，神门、内关直刺 12.5mm ～ 25mm，三阴交、太溪和太冲直刺 20mm ～ 40mm，风池平刺 12.5mm ～ 20mm。留针 30 分钟，每周治疗 3 次，连续治疗 8 周。

2. 扶阳针法：阳气具有温热兴奋的特性，是人体的情绪表现为热烈、兴奋、激动等状况时的物质能量。抑郁为长期情绪积郁所致，日久导致阳气虚损。上述功能减退，故症见郁郁不乐、少言喜静，往往兼见手足冰冷畏寒之症。若阳气郁滞不行，肝气不得升发，患者多兼焦虑。"阴平阳秘，精神乃治"，人体阴阳平衡协调，才能保持人体正常的生命活动和精神思维活动。治疗上须疏通阳气，阳气宣达，神机才能振奋。

从督脉论治：督脉为阳脉之海，总领一身之阳气，阳气的温煦功能使得脏腑气血、四肢百骸及精神情志正常有序地运作，正所谓"精则养神"，且督脉"入属于脑"，针刺督脉穴可使气至病所，直达病处，故调阳首取督脉。治疗上选取督脉的穴位命门、脊中、大椎。命门位处两肾俞之间，为元气之根本、生命之门户，可温阳固本、引火归元。脊中又名神宗，穴在十一椎下，位于背阳之正中，且于两脾俞之间，宁神镇静同时兼可健脾利湿。大椎位于背部正中线上，为阳中之阳，凡阳虚之证均可以本穴调之，有解表通阳、补虚宁神之效。上述督脉诸穴，可发挥调阳通督、安神醒脑的功效。

治疗前先用语言安抚患者情绪，嘱患者先取坐位，皮肤常规消毒，选用 1.5 寸毫针进行针刺。大椎、脊中、命门顺经向上平刺，针刺深度 0.5 ~ 1 寸，进针后捻转行针，以加强针感。

## 三、验案举隅

患者，女，21 岁，大学生，主诉：情绪低落 4 个月余，加重 1 个月余。现病史：患者平素学习刻苦，性格内向、敏感，4 个月前因保研失败，间断出现情绪低落，患者时常感觉自己不如别人，不愿与人交流，常独自流泪，1 个月前与舍友争吵后病情加重，整日抑郁不舒，情绪低落，自觉与他人格格不入，心里憋闷，甚则有轻生念头，曾服用阿米替林、艾司唑仑片药物治疗，但服药后出现头晕、恶心，遂拒绝服药。就诊时症见精神萎靡，面色无华，表情淡漠，不能集中注意力，兴趣丧失，记忆力减退，平素畏寒肢冷，纳差，夜间难以入睡，大便稀溏，舌胖苔白腻，脉沉细。

中医诊断：郁证。

辨证：阳虚气郁。

治则：温阳开郁，调神理气。

治法：针取大椎、脊中、命门、内关、神门、合谷、太冲，针刺留针 20 分钟，后配合督脉艾灸，整个治疗过程医者全神贯注，并对患者进行心理疏导。每周治疗 3 次，4 周为一个疗程。针刺 1 周后，患者诉睡眠明显好转，治疗 3 个疗程后，患者精神可，面带笑容，能主动与熟人打招呼，不适症状基本消失，半年后随访，未见再发。

## 四、小结

从经脉循行上看，督脉上入于脑，又循行于头顶正中。《难经二十八难》曰："督脉者，起于下极之俞，并于脊里，上至风府，入属于脑。"《针灸大成》中说："以人之脉络，周流于诸阳之分，譬犹水也，而督脉为之督纲，故名曰海焉。"督脉为阳脉之海，总督一身之阳气，统领诸经，对各经脉脏腑病变均有治疗作用，与脑关系密切。督脉络于肾，贯心入喉，上通于脑，故可将肾之精、心之神以及其他脏腑之精微上输于脑，养脑益髓，以奉元神。故督脉空虚可致脑髓失养，髓海不足。郭老擅从督脉经穴论治脑部疾患。

# 第二十六节　癔病

癔病是以感觉运动障碍和植物神经功能紊乱为主要病证表现的神经官能症，属中医"郁证"等范畴。

经多年的临床实践，郭耀康采用针灸结合中药，中西医结合治疗癔病，取得了很好的临床疗效。现将他治疗癔病的临床经验总结如下。

## 一、病因病机

本病的病因主要有两方面：一是外界的精神刺激，二是自身的性格特点。现代医学认为本病是由大脑皮层与皮层下相应关系的失调而产生。当皮层处于活跃状态，皮层下功能异常活跃，而出现兴奋、抽搐、多动、感觉过敏等症状；当皮层处于抑制状态，可使皮层下中枢活动受阻，从而产生一系列植物神经功能失调的症状。

中医学认为郁证多因七情所伤，情志不遂或郁怒伤肝，导致肝气郁结而为病。《杂病源流犀烛·诸郁源流》曰："诸郁，脏气病也，其源本于思虑过深，更兼脏器弱，故六郁之病生焉。"

## 二、主要表现

### 1. 精神障碍

精神障碍分为精神过度活跃和过度抑制。

精神过度活跃主要表现为情绪兴奋、情绪抑制及情绪幼稚等，最常见的为情感暴发。临床特点为情感色彩浓厚、夸张、做作和易受暗示，或者有极其生动鲜明的表现，或者有装模作样的戏剧表演，人多场合症状更甚，常以夸张动作来博得旁人的注意和同情。

精神过度抑制主要表现为沉默寡言、缄默不语、全身僵直、嗜睡，甚至出现昏厥。癔病性昏厥可单独发生，也可在情感暴发时突然发生，时间较短，常可在较短时间内恢复正常。昏厥发生时，患者会突然仆倒、屏气或过度喘气、双眼紧闭、面色潮红、全身僵直或不规则舞动，但意识不消失，对外界刺激有反应，眼球活动良好，瞳孔正常，对光反射存在，脑电图等检查并无病理改变。

### 2. 运动障碍

运动障碍的症状主要为瘫痪，以单瘫或截瘫为多，常突然发生，若治疗不当，症状可能会持续，以致长时间肢体不能动弹或卧床不起。这类瘫痪病人肌肉张力正常，肢体肌腱反射正常或增强，无锥体束征，肌肉无萎缩，检查时可见两组对抗的肌肉同时收缩，以致于无法完成指定动作。而有的癔病患者则表现为运动增多，如肢体不规则的抽搐或类似舞蹈样动作，检查时明显加剧，安静或病人注意力被分散后，症状可减轻或消失。

### 3. 语言障碍

语言障碍主要为失音。患者突然说不出话，只能通过手势和文字来表达思想。声带检查活动良好，无任何器质性病变，吸气时能保持内收状态，咳嗽时能发出声音。有些病人并非全部失音，能发出喉声和耳语声。

### 4. 感觉障碍

感觉障碍主要表现为失明、耳聋、咽部异物感等。失明是一种癔病性视力障碍，虽然双眼看不见，但单独行走时能避开障碍物，眼底检查无异常，瞳孔反射也正常。癔病性耳聋患者在睡眠中可唤醒，耳部检查无器质性病变。咽部感觉异常也叫"梅核气"，病人自觉咽喉部有类似球状的物体堵塞，胸部憋闷，咽喉检查正常。还有的患者表现为感觉过敏，某些部位的皮肤即使轻微触摸即可引起剧痛，过敏范围常与神经分布不相合。

癔病的病程长短随临床表现差异而不同，有些症状如情感暴发，意识模糊，痉挛发作，持续时间比较短暂；而有些症状，如癔病性瘫痪、失音、感觉障碍则持续时间较长。

## 三、治疗方法

癔病症状纷繁复杂，既可有精神意识障碍，也可有运动、感觉的障碍，并可模拟各种疾病的表现。本病多发于青壮年，女性多见。西医主要采用心理疗法、暗示疗法和系统脱敏疗法等。

本病针灸治疗主穴为百会、印堂、神门、太冲、内关、膻中。肝气郁结配期门；气郁化火配行间、侠溪；痰气郁结配丰隆；心神失养配心俞、脾俞；肝肾亏虚配肝俞、肾俞；咽部异物梗塞感明显者配天突、照海。

## 四、验案举隅

◎ 案例 1

苏某，女，25 岁，主因"右下肢疼痛 2 月余，加重 1 周"于 2015 年 12 月就诊。患者于 2 月前夜晚睡眠时感寒，后自觉右腿疼痛不舒，活动后可稍缓解，常因紧张、劳累、寒冷诱发，病情反复发作。近 1 周病情加重，右下肢站立行走时广泛酸胀病情疼痛，不能着地，呈被动蜷缩位，疼痛部位指认不清，坐卧休息时疼痛消失，舌淡苔白，脉沉细。检查：患肢皮色、皮温正常，无萎缩，无压痛、叩击痛，触觉正常，腰部未见畸形，无压痛、叩击痛，直腿抬高实验（－），"4"字实验（－），凯尔尼格征（－），脊椎间接叩击实验（－）。腰椎 CT 示：腰椎骨质、腰椎间盘未见明显异常。

诊断：癔病性下肢疼痛。

治则：开窍醒神，疏通经络。

治法：毫针针刺：双侧内关、水沟、患侧地机、患侧委中。操作：毫针针刺，平补平泻。治疗 1 次后疗效显著，患者发觉疼痛完全消失，行走自如。经上述治疗，确诊为癔病之腿疼，随诊 2 月未复发。

◎ 案例 2

王某，女，32 岁，小学体育教师，主因"双目突发失明、双下肢僵硬三天"求诊。患者三天前因情感问题与男友分手后，回家 1 小时后发现双眼视物模糊。继而双下肢僵硬不能行走。由其嫂子用轮椅推来郭耀康处诊治。既往史：5 年前离婚后曾因孩子抚养问题出现双下肢僵硬住院治疗 30 余天，诊断为"脱鞘病"，1 年前又因感情问题在行人流手术术中出现双目突发失明，半小时后双下肢僵硬不能行走，再次住院治疗。

诊断：瘛证。

治疗：双侧内关、水沟、患侧地机、双侧委中、足三里、阳白、攒竹。毫针针刺，平补平泻。治疗 2 次后疗效显著，患者可行走视物。四个疗程后，临床痊愈。

## 五、小结

郭耀康提出本病多因七情所伤，情志不遂，或郁怒伤肝，导致肝气郁结而为病，故病位主要在肝，但可涉及心、脾、肾。肝喜条达而主疏泄，长期肝郁不解，情志不畅，肝失疏泄，可引起五脏气血失调。肝气郁结，横逆乘土，则出现肝脾失和之证。肝郁化火可致心火偏亢。忧思伤脾，思则气结，既可导致气郁生痰，又可因生化无源，气血不足，而形成心脾两虚或心神失养之证。更有甚者，肝郁化火，火热伤阴，心失所养，肾阴被耗，出现阴虚火旺或心肾阴虚之证。本病始于肝失条达，疏泄失常，故以气机郁滞不畅为先。气郁则湿不化，湿郁则生痰，而致痰气郁结；气郁日久，由气及血而致血郁，血郁又可进而化火等，但均以气机郁滞为病理基础。

病理性质初起多实，日久转虚或虚实夹杂。本病虽以气、血、湿、痰、火、食六郁邪实为主，但病延日久易由实转虚，或因火郁伤阴而导致阴虚火旺、心肾阴虚之证；或因脾伤气血生化不足，心神失养，而导致心脾两虚之证。如《类证治裁·郁证》说："七情内起之郁，始而伤气，继必及血，终乃成劳。"

郭耀康认为本病治疗原则为调神疏肝，理气解郁。常取百会、神门、印堂、太冲、内关、膻中、三阴交、安眠等穴。

郭耀康认为案例 1 中，患者症状与情绪有关，属神志病的范畴。心藏神，主神志，心包为心之外卫，内关为手厥阴心包经络穴，因此针刺内关可宁心安神；脑为元神之腑，督脉循行入络脑，水沟属督脉，且为醒神要穴，针刺水沟可开窍启闭以醒神，内关、水沟合用可开窍醒神，以治病本。配地机、委中疏通局部经络气血，同时予以心理暗示，此为治标。诸穴共用，标本兼顾，治病求本。

案例 2 中，患者曾有多次由于情绪刺激导致的双目失明及双下肢僵硬不能行走。取内关、水沟以醒神开窍，足三里以调和阴阳，地机、委中以缓解双下肢僵硬不适，阳白、攒竹以缓解眼睛症状，同时配合心理疗法，帮助患者更快康复。

# 第二十七节　中风

中风病属疑难病证，为风、痨、鼓、膈四大顽证之一。脑卒中是一组突然起病的脑血液循环障碍性疾病，表现为急性起病、迅速出现局限性神经功能缺失症状和体征甚至伴发意识障碍。其以高发病率、高病死率、高致残率、高复发率为特点，严重影响患者生活质量。合并证多，如高血压、糖尿病、高脂血证、冠心病等。并发证复杂，如高热、谵语、心衰、呼衰、上消化道出血、高颅压、便秘、吞咽障碍、抑郁、痴呆等。有关中风的记载始见于我国现存最早的医学专著《黄帝内经》中。如《素问·生气通天论篇》曰："故风者，百病之始也。清静则肉腠闭拒，虽有大风苛毒，弗之能害，此因时之序也。"《素问·玉版论要篇》曰："八风四时之胜，终而复始，逆行一过，不复可数，论要毕矣。"《素问·玉机真藏论》："今风寒客于人，使人毫毛毕直。皮肤闭而为热，当是之时，可汗而发也。"

本病为针灸科常见病，经多年的临床实践，郭耀康采用针灸治疗中风偏瘫，取得了很好的临床疗效。现将他治疗中风的临床经验总结如下。

## 一、病因病机

现代医学认为脑卒中的病因有很多，如全身性血管病变、局部脑血管病变及血液系统病变、血管壁病变等。具体来说有以下几种常见病因：

动脉硬化：一种非炎症性、退行性和增生性的病变导致的管壁增厚、变硬、失去弹性和管腔缩小甚至完全闭塞或易于破裂。

动脉炎：结核、梅毒、结缔组织疾病和钩端螺旋体等。

先天性血管病如颅内动脉瘤、脑血管畸形和先天性狭窄。

各种原因导致的血管损伤。

药物、毒物、恶性肿瘤等所致的血管病损等。

其他：空气、脂肪、癌细胞和寄生虫等栓子脑血管受压、外伤、痉挛等。

脑卒中发病的危险因素有很多，其中包括高血压（最重要的、独立的危险因素）、心脏病（增加脑卒中，特别是缺血性脑卒中的发病率）、糖尿病（发生卒中可能性较一般人群成倍增加）、吸烟和酗酒（卒中危险性与吸烟量及持续时间相关，酗酒者脑卒中的发病率远高于一般人群，特别是可增加出血性卒中的危险）。

中医学对中风发病的机理认识主要为以下几方面：

（1）内风动越：内风因脏腑阴阳失调而生。火极以生风，血虚液躁可以动风。内风旋动必气火俱浮，迫血上涌，致成中风危候。是中风发生、发展变化中最基本的病理变化之一。

（2）五志化火：热气怫郁，心神昏冒，筋骨不用，而卒倒无所知也。多因喜、怒、思、悲、恐之五志有所过极皆为热，甚至可以发生卒中。

（3）痰阻经络：痰分风痰、热痰、湿痰。风痰系内风旋动，夹痰横窜脉络，蒙闭清窍而发病。热痰乃痰湿郁而化火，湿痰则常由气虚而生，多在中风恢复期或后遗症时，因气虚湿痰阻络而见半身不遂，言语不利诸证。

（4）气机失调：气机失调多指气虚、气郁、气逆。对中风发病，李东垣有"正气自虚"之说，为中风发病之主要病机。

（5）瘀血阻滞：瘀血是指体内的离经之血或血运不畅，

停蓄于机体某一部位的血液。既是病理产物，又是致病因素。瘀血的形成，可因气滞、气虚、血寒、血热等使血行不畅或血热妄行等造成血离经脉，停蓄为瘀。瘀血而成，阻滞经络而发中风。

## 二、治疗方法

郭耀康教授认为，脑卒中的病位在脑；肝肾阴虚是致病之本，风、火、痰、瘀是发病之标，两者互为因果；病机为阴阳失调、气血逆乱。

1. 辨阴与阳：维持手足三阴三阳经经筋的经气平衡。筋，肉之力，是产生力量的肌肉。经筋的经气体现于肌力，上下肢屈曲属阴，伸展属阳。阴阳经筋缓、急失衡则"大筋软短，小筋弛长，软短为拘，弛长为痿"。根据阴阳顺序，阴经经气为主为先，阴经经气先恢复，阳经经气恢复缓慢，故阴阳经经气失衡。郭老认为，针灸调整中风偏瘫患者手足三经经气，先阴后阳、扶阳抑阴、平衡阴阳。上肢常用肩髃、手三里，下肢常用足三里、三阴交，阴阳经穴相配，注重平衡手足三阴三阳经经气，用以治疗中风恢复期及后遗症效果显著。

2. 辨刚与柔：偏瘫为中风主要的后遗症，针灸治疗效果表现在肢体肌力的恢复，也就是十二经筋经气的恢复，经筋无力为柔弱，经筋有力为坚刚。郭老认为，在神醒气至的情况下，以增加柔弱经筋的经气为治疗重点，此时治疗关键在于疏通经络，增加气血运行。应该着重激发、增加患肢柔弱经筋的经气。

3. 辨缓与急：缓急指十二经筋的舒缓或紧急，包含屈肌和伸肌肌张力降低与升高。《难经·二十九难》中有"阴跷为病，阳缓而阴急；阳跷为病，阴缓而阳急""阳跷病拘急，阴跷病缓"的论述。故下肢挛急者取跷脉为主，阴阳俱急则阴阳俱泻。

### 三、验案举隅

◎ 案例 1

患者，男性，郑某，年龄 58 岁。主诉：左侧半身不遂 1 个月。患者有高血压病史 10 余年。2009 年 2 月 2 日晨起自觉头痛，自测血压 190/100mmHg，口服降压药（卡托普利 50mg），下午 5 点出现呕吐、左侧肢体活动不利伴言语不清，急送某医院，头颅 CT 示：右侧基底节出血约 50mL，遂收入院治疗，经治疗，病情稳定后出院，继续求助于针灸治疗。查体：神志尚清，血压 200/110mmHg，伸舌左偏，左侧肢体肌力 1 级。舌红疗，苔黄腻，脉弦滑。

西医诊断：脑出血后遗症。

中医诊断：中风（中经络）。

治则：通督调神，交通任督，平衡阴阳。

治法：头部取上星透百会、印堂，平补平泻；完骨（双），行小幅度、高频率捻转补法；颧髎、巨髎、地仓、颊车，行提插泻法；上肢取极泉，行提插泻法，"从阴引阴"针法，引发上肢及手指屈曲；配合肩贞、肩前、曲池、手三里、外关、合谷、八邪等，直刺，提插补法；下肢取血海、梁丘、足三里、复溜、丰隆、阳陵泉等，直刺提插补法；大钟提插泻法。除极泉、复溜、大钟不留针外，余穴留针 30 分钟，每天 1 次，6 天为一个疗程，并嘱加强肢体被动运动，适当主动运动，保持肢体功能位。治疗 3 个疗程后，患者上肢肌力 3 级，活动较初诊时明显改善，右鼻唇沟稍浅，肘、腕、指关节轻度挛缩，考虑此时上肢伸肌肌力相对不足（阴急阳缓），故将极泉上穴改为"从阴引阳"针法，扶阳抑阴，针之引发手指伸展，增强伸肌力量，以引导阴阳达到新的平衡，余穴继续目前治疗。继针四个疗程，患者上肢肌力 3+ 级，下肢肌力 4+ 级，日常生活能力基本自理，继续治疗。

◎ 案例 2

李某，男，65 岁，2003 年 1 月 6 日初诊。主诉：右肢活动不利伴失语 3 个半月。现病史：2002 年 10 月 16 日晚 10 点睡觉前无明显诱因自觉脑部不适，随即右肢力量全无，失语，继而陷入昏迷，急送医院查血压 230/100mmHg，头颅 CT 示左基底节出血，破入侧脑室、第 3、4 脑室。行脑室外引流减压术，术后清醒，遗有失语，伸舌偏右，右肢肌力 0 级。继续住院治疗 2 个月，诸证好转出院，继续门诊救助于针灸治疗。查体：血压 160/90mmHg，混合性失语，强哭强笑，偏瘫步态，左颞侧颅骨缺如，右中枢性面瘫，伸舌右偏，右肢肌力 3 级，肘、腕、指关节挛缩屈曲，足下垂并内翻，感觉正常，腱反射活跃，右霍夫曼征（＋），右巴宾斯基征（＋），舌红，苔黄腻，脉弦滑。既往高血压史 10 年，血压最高 280/100mmHg，间断口服降压药。

中医诊断：中风（中脏腑转中经络）。

西医诊断：脑出血术后。

治则：交通任督、平衡阴阳。

治法：头面部取督脉沿线上，上星透百会、印堂平补平泻，完骨（双）直刺，施小幅度、高频率捻转补法，持续 20 秒；巨刺颔厌，捻转泻法 1 分钟；颧髎、巨髎、禾髎、地仓、颊车直刺提插泻法；上廉泉斜刺捻转泻法；舌根、舌尖、舌下穴点刺。患侧上肢取极泉（原穴沿经下移 2 寸）、尺泽直刺提插泻法，引发上肢及手指自然伸展；肩髃、肩内陵、肩外陵、肩前、抬肩行扬刺法，均向三角肌下方斜刺，要求见三角肌小幅度跳动；曲池、手三里、外关、合谷、中渚直刺提插，要求前臂及五指伸展。患侧下肢取复溜、照海直刺提插补法，大钟提插泻法，使患足背伸外翻；血海、梁丘、四强直刺提插补法，使股四头肌抽动；足三里直刺提插补法，使针感传至 2、3、4 趾；丰隆直刺提插补法，针感传至足趾，并见足轻微背屈；足临泣直刺提插补法，使足背屈。腹部取气海、关元，采用温和灸，每次 10 ～ 15 分钟，以局部红润温热为度。

除舌针、极泉、尺泽、复溜、照海不留针外，余穴留针

30 分钟，每日针刺 1 次，6 次为一个疗程。未配合其他疗法，仅嘱加强肢体被动运动，适当主动运动，保持肢体功能位。两个疗程后患者强哭强笑好转，语言仍欠利，右鼻唇沟稍浅，右肢肌力 3+ 级，肘、腕、指关节无明显挛缩，足下垂、内翻减轻，去颊车，以太溪代替照海（操作及要求、针感同照海）。继针两个疗程，患者恢复部分运动功能，被动运动无抵抗，继续康复治疗。

## 四、小结

郭耀康教授认为，肝风、痰火或瘀血为中风的主要病因。而病理机制则为病邪蒙闭清窍则神志昏瞀，郁阻经络则口喝不语、半身不遂。清窍一般是指头脑七窍，清窍受蒙，导致头脑五官七窍受邪，就能使心神受扰。进而表现出肢体功能和言语功能等生理机能的障碍。

郭老提出，中风病的治疗要抓住几个根本。第一，治本。强调辨病与辨证相结合。中脏腑者，可按"昏迷"进行辨证施治，中医多采用醒脑开窍之法，多选用具有高刺激强度的腧穴，但"中脏腑"又有"中脏"（昏迷又分痰热内闭清窍之阳闭、痰湿蒙闭心神之阴闭和元气衰败之脱证）和"中腑"（昏睡证分风火上扰、痰热腑实）之分，脑卒中（中风）又有出血性和缺血性两大类。对于中风闭证属于缺血性脑卒中者，可尽早地使用针灸。因其多属于痰火夹肝风上逆所致，故除选穴人中、百会、内关外，可选涌泉、太冲、十宣清肝泻火，配丰隆化痰通便；若属于出血性脑卒中，则应在生命体征相对稳定后针刺治疗。对于中风脱证，当选人中、百会、内关、三阴交、气海、关元，以补法为主。第二，治神。整体与局部治疗相结合，针灸治病和中医其他各科一样，必须根据疾病的发病原因、发病机理、病人的体质、寒热虚实及阴阳、五行、营卫气血、经络学说等基本理论进行辨证施治。第三，头针与体针相结合；"经络内属于脏腑，外络于肢节""经络所过，穴位所在，主治所及"。头针与体针相结合更体现了中医的整体观念。

# 第二十八节　急证治验

针灸治疗急证在我国已有两千多年的历史。被广泛应用于疼痛、晕厥、高热、抽搐、癫痫发作等急性病的治疗中。郭耀康临证 50 余年，对针灸治疗急证积累了丰富而宝贵的经验，现将他部分临床验案总结如下。

## 一、人中为主治疗急证

◎ 案例 1

张某，女，38 岁，于 1990 年 8 月 6 日请郭耀康至家中诊治。家人代述，因盖房的宅基地问题和邻居发生争执后出现狂躁，奔走乱骂，不思饮食已 3 日，无法前来就诊。患者平卧于炕上，嘴里喋喋不休，几位家人按住四肢。郭耀康听完病史，未候其脉，即取人中针之，强刺激，患者随即长叹一声，停止说话，进入睡眠状态。又加针刺太冲，留针 10 分钟，嘱咐家人，第二天起来后，要少量饮食易消化的食物。第二天家人来告，患者已恢复正常。

此患者乃因恼怒而使气机逆乱，肝气上扰神明，阴阳不得接续而成。人中为任督二脉交接之处。针之有续接阴阳经气的作用。故下针后，患者长出气即表示阴阳得交，逆乱得除。再加太冲一穴以平逆气，此乃中病即止。因患者 3 日未进食，脾胃之气已伤，少量饮食，以防食滞中焦，变生他病。

◎ 案例 2

王某，女，29 岁。因与丈夫吵架，口噤不开，于 1992 年 3 月 2 日来本院，无高烧，神经系统检查未引出阳性体征。郭老针人中、后溪透内关，患者双手拘挛缓解，但神志及其他症状缓解不明显。改针巨阙，用捻转泻法，5 分钟后，患者神志转清，睁开双眼，四肢拘挛明显好转，继留针 30 分钟后诸证皆消。当日可回家调养。

此病同样因恼怒而发，而针人中效果不明显，因其逆乱之气，未及阴阳，只是蒙蔽心窍所致。故针心之募穴巨阙，病能应手而瘥。从这两例患者的选穴和治疗效果，就能体会到"差之毫厘，谬以千里"的深刻含义。

## 二、人中配承浆治疗急证

◎ 案例 1：瘛病

张某，女，31 岁，1993 年 5 月 9 日初诊。因事不顺心，情志抑郁。近两日自觉心胸烦闷，不自主地走动，片刻不能停止，停则心胸烦闷，躁扰难耐，经服中西药无效。郭耀康诊见舌质暗红，苔白，脉弦涩。认为此由肝郁、气机失畅而致，取人中、承浆，平补平泻手法。进针 2 分钟后，患者自觉心胸舒适，烦躁渐消失，徘徊走动停止。隔日再针 1 次，共计 3 次即愈。

◎ 案例 2：青霉素过敏

张某，女，35 岁，1986 年 9 月 23 日，咽炎肌注青霉素后，出现过敏，经处置室紧急处理后，患者仰卧于床，仍周身颤动，双手拍打不休，呼吸急促，烦躁难耐。遂邀郭耀康急诊。郭老认为此属阴阳失和，气血逆乱之证。当即针刺人中、承浆二穴，平补平泻，5 分钟后，患者喘促烦躁渐趋安稳，颤动、拍打停止，留针 15 分钟后，诸证皆消，精神恢复正常。

◎ 案例 3：抽搐

王某，女，48 岁。于 1991 年 6 月 9 日初诊。患者一月前，与人反目，情志不遂，突感心烦，自觉有气从项背直冲头顶，继则项背拘急、角弓反张、四肢抽搐、跌倒于地，经山医一院神经科检查，神经系统未见器质性病变，病因未能查明。就诊时抽搐再次发作。郭老认为此是督脉为病、阴阳失调所致，正如《素问·骨空论》中所描述的"督脉为病，肾强反折"，故当用"交通任督二脉法"平调阴阳气血。即急刺人中、承浆二穴，平补平泻。5分钟后患者抽搐缓解，神智清醒，15分钟后诸证消失，以后又如前针刺2次，抽搐再未发作。

### 三、中脘配足三里治疗急性胃痛

藤某，男，41岁，主因胃脘部疼痛2小时，于1989年10月28日就诊。患者午饭后不慎着凉，胃脘部疼痛难忍，来时双手捂腹，不能直腰行走，面容痛苦，口有酒气，无恶心、腹泻等症状。当属寒邪直中胃腑，寒凝气滞而成。郭老遂针中脘、双侧足三里，针用泻法。留针不到五分钟，患者自感恶心欲吐，即起针，患者吐后疼痛大减。嘱其注意饮食，保暖即可。

本病为寒邪直中胃腑，胃失和降，食停上脘所致。中脘为胃之募穴，正当胃部，足三里是胃经之合穴，二穴相配有和胃降逆、理气止痛的功效。针刺后气机升降正常，胃气恢复，使不消化之食得以外出，以免留而为害。故针刺后患者有恶心、呕吐之证。从此病例可以看出，虽有清升浊降之说，但应变通，临证变通，因势利导，其邪在上，引而越之，使邪从吐而解。

## 四、内关配委中治疗脐周绞痛

王某，男，32 岁，1989 年 6 月 11 日就诊。主诉脐周绞痛1 日。经检查腹部无器质性病变。经服药、肌注阿托品、针灸等方法治疗，痛势不减。现症：脐周疼痛难忍，抱腹呻吟，欲吐不出，欲便不能，面色苍白，汗出。郭老扪其腹壁柔软，喜按，但按之痛不减，苔白腻，脉弦紧。证属寒凝气滞，遂取右侧内关、左侧委中穴，平补平泻，时过数秒，疼痛止。

脐周绞痛是临床常见的急证之一，郭老认为本病多由于饮食不节、肝郁气滞、或外感寒热时邪，邪气交错于腹，致中、下二焦气机受阻而发病。故采用左右交叉取穴法（男取右侧内关和左侧委中穴，女性则反之），以调整寒热，疏导中下二焦气机为要。委中为足太阳膀胱经之合穴，"合治内腑"，足太阳膀胱经与足少阴肾经相表里，太阳主一身之表。故委中不仅能疏导太阳经气，还可调节膀胱气化，具有通调下焦气机之功，临床除擅治腰痛、下肢疼痛痿痹外，还是治疗霍乱、绞痛、吐泻的经验要穴。内关为手厥阴心包经之络穴，历络三焦，手厥阴心包和手少阳三焦互为表里，取之可疏导三焦气机，擅治呕吐心烦、胃脘痛等。此二穴相配，寒热可调，中、下焦气机舒畅，则痛自止，针到病除。

## 五、身柱治癔病性失语

许某，男，31 岁，1983 年 2 月 13 日初诊。家属代述一个月前，因与邻居发生纠纷，精神受到刺激，突然不会说话，经多方治疗，未见效果，故经人介绍前来求治。症见面容呆滞，抑郁不欢，不能言语，舌苔薄，脉弦滑。郭老遂取针刺身柱穴，针用泻法，1次即告痊愈。

癔病性失语，属中医学"暴喑"范畴，发病有明显情感刺激。郭耀康认为此乃郁怒难伸，肝木不能遂其条达之性，气失疏泄，反侮肺金，痰气交阻而致。故治之以理气宣肺化痰之法。身柱位于第3胸椎棘突下，归属督脉，旁与肺俞、魄户相通。故取之可宣通上焦阳气，兼以宣肺理气。痰去肺气宣通则失语可愈。《针灸大成》用此穴治疗肺气不宣之咳嗽。如《玉龙经》曰："忽然咳嗽腰背，身柱由来灸便轻。"

# 第三章 郭耀康"枕下七针"临床经验介绍

早在 20 世纪 60 年代中后期，郭耀康主任就开始采用"枕下七针"治疗头面五官科多种疾病，其取穴同现在流行的"项七针"相同，具体穴位为风府、天柱（双）、风池（双）、完骨（双）。通过对中西医结合理论的探索及多年的临床实践经验总结，郭老认为上述穴位并用具有疏通经络、调整气血、止痛、清脑益髓、止晕定眩、安神助眠等多种作用，并用上述穴位治疗颈椎病、头晕、失眠、鼻炎、耳鸣耳聋、偏头痛、头痛、视物模糊、鼻炎、咽部异物感、吞咽障碍、言语不利等多种疾病。同时，郭老认为在针刺时，"枕下七针"缺一不可，病情不同稍有侧重，七穴同用相得益彰，少取则针效减弱或无效。

## 一、"枕下七针"具体取穴

1. 风府：颈后区，枕外隆凸直下，两侧斜方肌之间的凹陷中。该穴为郭老交通任督二脉针法及大针针刺手法的主要取穴之一。风府穴有祛风邪、利机关、清神志、散寒息风、通关开窍等作用。郭老认为风府穴为督脉穴，为督脉及诸阳经出入脑府之门户；人体头面部很多疾病与阳气有关，即阳盛、阳虚、阳郁，故通阳为第一要务。由此可见，在交通任督二脉针法中，风府是重点穴位。郭老认为，过去运用大针针刺操作时，所使用的针具较粗，一般用直径为 70mm ~ 80mm 的粗针，而且针刺深度较深，术者靠手下感觉，针尖要穿透棘间韧带，刺激到硬脊膜，既要产生触电感，又不能伤到硬脊膜和脊髓，这需要术者解剖功底深，手法熟练，宁神聚气，真正达到在"针尖上行走"。故初学者一定要注意深度，防止发生意外。具体针刺操作：患者头略向前倾，术者采用 1 ~ 1.5 寸毫针，针尖向下颌方向缓慢刺入，针刺深度以 0.5 ~ 1 寸为宜，刺入相应深度后，针尖不可向上，可以施行小幅度的捻转手法，不可提插，防止出血、刺伤延髓；如在针刺过程中患者有触电感，则可能已经刺激到硬脊膜或延髓、脊髓，需立即出针按压，严密观察患者变化，必要时急诊处理。

笔者在跟郭老随诊时，曾遇一外感患者，症见恶寒重、头痛、项背拘急、肢体酸痛。郭老采用大针刺法，配合呼吸泻法，数分钟后患者全身汗出，恶寒、头痛、项背拘急等症状很快改善。

2. 天柱：该穴位于颈后区，横平第 2 颈椎棘突上际，斜方肌外缘凹陷中，约后发际正中旁开 2cm。该穴属膀胱经，其取穴名称意指膀胱经经气在此为坚实饱满之状，其气血乃汇聚膀胱经背部各腧穴上行的阳气所成，其气强劲，充盈头颈交接之处，颈项受其气乃可承受头部重量。从解剖角度分析，该穴由浅入深为皮肤→皮下组织→斜方肌→头夹肌的内侧→头半棘肌，布有枕大神经干。该穴具有祛风解表、舒筋活络、清头明目、强筋骨等多种作用。针刺时，患者取正坐或低头位，直刺0.5～1寸为宜，不可向内上方深刺，防止伤及延髓；同时，因深层有椎动脉穿过，针刺深度不可过深。

郭老在治疗颈部疼痛、后头痛、偏头痛等疾病时，该穴位为主穴。具体取穴时，取穴位置稍有差别。如治疗颈椎病、后头痛，可直接针刺斜方肌肌腱处。郭老认为从经络角度考虑，后头痛为太阳头痛，多数情况与膀胱经经脉拘急有关，触诊可见斜方肌肌腱痉挛压痛，如在标准天柱穴稍内侧针刺，即毫针直接刺到肌腱处，大部分患者后头部头痛可很快改善或消失；如偏头痛患者在触诊时常可在枕骨下缘，斜方肌外缘触及条索状物，为现代医学的枕大神经；正常情况下，枕大神经不可触及，或可有轻微压痛，但很多偏头痛及头痛患者的枕大神经多变粗大，压痛明显，甚至痛不可触；此类情况，在取天柱时需标准取穴或适当偏外侧取穴；如针尖触及枕大神经，针感可向后头部、颞部放射，这样止痛效果更佳。

郭老对颈部疼痛、偏头痛、头痛及部分头面部不适患者，以针刺天柱穴为主，均取得很好的治疗效果。

3. 风池：位于足少阳胆经上，为足少阳胆经与阳维脉交会穴。位于颈后区，枕外隆突直下，胸锁乳突肌上端与斜方肌上端之间的凹陷中。具有平肝潜阳、安神定志、醒脑明目、舒经活络止痛、祛风解表等作用。郭老针对多种头面部疾病均取风池穴治疗。

根据病种不同、体位不同，风池穴可有三种针刺方向：

（1）直刺：患者取俯卧位或正坐平视位，针向同侧瞳孔方向。这个方向可疗头痛、眼珠胀痛、视物模糊、颈椎病、头晕等疾病。针刺深度 0.8 ~ 1.2 寸。治疗头痛时，郭老常直刺该穴，并采取适当幅度的提插捻转，如手法到位，针感可向头顶、眼窝处放射；头晕、视物模糊患者，针刺该穴位，可以达到醒脑明目的即时效应，很多患者针刺风池后，眼睛马上清亮了，头晕症状瞬间得到缓解。

（2）斜刺：患者取俯卧位或正坐平视位，针向鼻尖方向（如患者为正坐低头位，则需针尖向下颌方向）。该方向可治疗鼻炎、言语不利、吞咽障碍、咽喉肿痛、梅核气、咽炎、失眠等疾病。郭老认为，此针刺方向针尖直对督脉之素髎、人中穴，可交通足少阳经、足太阳经、督脉三经阳气。该穴具有祛风解表、舒经活络止痛之效，擅治风寒表证、颈项强痛。针刺时，需注意深度不可太深，防止刺到延髓。

（3）平刺：平刺透风府，一针三穴（风池、天柱、风府），一针透三经（足少阳经、足太阳经、督脉），具有祛风解表、舒经活络止痛之效，擅治风寒表证、颈项强痛。针刺时，需注意深度不可太深，防止刺到延髓。

4.完骨：足少阳胆经穴，位于耳后乳突后下方凹陷处，正当胸锁乳突肌附着部。该穴可直刺或斜刺，针刺深度以 1 寸为宜。如医者技术熟练，根据病情需要，可针刺 1.5 寸。郭老常取该穴治疗周围性面瘫、耳鸣耳聋、咽喉肿痛、言语不利、落枕等疾病。如周围性面瘫在发病初期常会出现耳后疼痛，郭老常在传统针刺翳风的基础上针刺该穴，具体取穴时，以标准完骨穴偏向耳部、当胸锁乳突肌前缘为宜，如针刺一两次后疼痛不减，可在此处点刺放血。如耳鸣耳聋，当直刺、深刺为宜，针刺深度可达 1.5 寸。如舌强、言语不利、口噤，针刺方向要偏向下颌方向，郭老在运针时，针感可向舌根部放散。跟郭老出诊时，曾见一脑出血后遗症患者，牙关紧闭、言语含糊，郭老取完骨穴，针刺向下颌方向，运针过程中，患者牙关张合自如。如梅核气，咽部异物感明显，取完骨穴，刺向喉结方向，针感可向咽喉部、咽壁后部放射，针后患者咽部顿觉舒畅。

## 二、"枕下七针"取穴特点

### 1. 局部多穴合用，发挥穴位的集群效应。

"枕下七针"所选的穴位均为临床常用穴，诸穴作用各有侧重，如单取一穴，并无独特之处；该针法妙在局部诸穴合用、发挥合力，相得益彰、增益增效。郭老在临床取穴中，除注重单个穴位的选取及针法，还很重视局部穴位的联合运用。他认为，穴位本身有局部效应，以腹部穴位为例，上腹部穴位，如上脘、中脘、梁门等穴，其治疗作用偏重脾胃病；脐周穴位，如天枢、滑肉门、大横、腹结等穴，其治疗作用偏重肠病；下腹部穴位，如水道、归来、中极等则偏重于生殖泌尿系统疾病；虽然很多穴位归经相同，如梁门、天枢、水道均归属胃经，但其治疗作用各有侧重。后枕部乃气血阴阳出入脑髓之门户，颈部乃人体气血精微濡养头面部的脑髓、五官七窍的必经之路；颈后部乃督脉与诸阳经聚集汇合之处，人体气血精微的运行均依赖于阳气，而阳经则为其通路，颈部阳经经气逆乱易致阳气运行逆乱，从而引发头面部诸疾。虽然很多局部穴位单用即可起效，但如果局部多穴联用，则作用更强、效果更好。

2. 病种不同，诸穴应用各有侧重。

"枕下七针"虽为七穴合用，但不同的疾病在取穴定位及具体施针时各有侧重。郭老认为经脉本身不是一条"线"，而是有一定宽度的"粗线条"，在针刺治疗时，我们不能刻板地强调穴位定位的准确性，病情需要时，具体取穴的位置可适当调整。以天柱穴为例，如天柱穴不作为疾病的主穴，则具体针刺时选取标准的天柱穴即可；如患者为偏头痛，则需要在标准的天柱穴偏外侧取穴；如治疗颈项部僵硬疼痛不适，则需在标准的天柱穴偏内侧取穴，即直接针刺斜方肌肌腱处。

3. 源于交通任督二脉针法，"枕下七针"妙在"通阳"。

郭老创交通任督二脉大法，但在临床诊疗过程中，郭老并不简单拘泥于字面意义的"交通任督二脉"。郭老临证以交通任督二脉为纲，这在临床取穴中有体现；然，人体不仅有任督二脉，还有十二经脉及其他奇经八脉，故"交通任督二脉"这一学术思想，虽体现在郭老对各种疾病的临床取穴中，但其他经脉取穴必不可少。头为诸阳之会，清阳之府，为清窍之所在，人体清阳之气皆上出清窍，郭老认为头面部诸疾，或为阳盛、阳虚、阳郁，均为阳气不能上下畅达所致，故针灸治疗头面部诸疾首在"通阳"；人体手足三阳经、督脉虽均上行头面部，然手足阳明经位于颈前，手少阳经、手三焦经位于颈侧，唯督脉、足太阳经、足少阳经位于颈后，腹为阴、背为阳，故而颈部穴位中，颈后部穴位"通阳"效力最强，尤其是"枕下七针"所在的后枕部，为头颈交接之处、经脉气血出入脑髓之门户，同时也是六淫之邪易袭之所。故郭老选用"枕下七针"疏通头面部阳气，阳气上下畅达，则头面部诸疾可愈。

**4. 倡导渐进性取穴思路，补常规思路之不足。**

郭老治疗头面部诸疾，并不拘泥于传统思路，也不刻板地单选"枕下七针"，他常说："任何一种方法都有其优缺点，同时病情不同、体质不同，临床选穴也有差异。"以失眠为例，郭老以调节阴阳、清心安神为总治则，临床选穴多采取渐进取穴的治疗思路，初期通过交通任督二脉针法，多数患者症状可很快改善；但仍有一部分患者见效慢，针对此种情况，郭老在交通任督二脉基础上再配以"枕下七针"，多能起效；如少部分患者仍改善不明显，则需配以中药、西药、心理疏导等方法进行治疗。

**5.部分疾病取穴以"枕下七针"为主,开创针灸治疗新思路。**

郭老通过长期大量的临床观察发现,对于部分疾病,如头晕、耳鸣,以"枕下七针"为主治疗效果更佳。以神经性耳鸣为例,多数患者病程较长,迁延难愈,郭老认为该病病位不在耳,而在脑,如仅针刺耳前三穴,再配以辨证取穴,往往收效甚微;而以针刺"枕下七针"为主,多可取得意想不到的疗效。

**6.融贯中西,"枕下七针"有了现代内涵。**

郭老学贯中西,他不仅从中医阴阳、经络理论为我们阐释了"枕下七针"的理论基础,更从解剖角度解释了"枕下七针"取穴的科学性。郭老认为颈部有颈动脉和椎动脉穿行,相比之下椎动脉虽然细,但供应脑桥、小脑、大脑后 2/5、内耳,以及延髓、颈脊髓等位置,尤其后枕部、颈椎上段区域为人体生命活动的中枢;而在颅外端,接近后枕部,椎动脉走行弯曲,更易出现功能性的问题;椎动脉上行过程中,在第 2 颈椎横突下,运行较直,但到了第 2 颈椎横突孔上,椎动脉走行出现朝向外上方的弯曲,而穿过寰椎横突孔后,该动脉更是出现了大于 90° 的折角,并沿椎动脉沟绕行寰椎侧块呈虹吸状向内侧弯曲上行,后穿经枕骨大孔进入颅腔,在脑桥下缘与对侧椎动脉结合形成基底动脉。郭老形象地将椎动脉比作自来水管道,在弯头的地方最容易出现问题,故而针对很多头面部疾患在后枕部取穴进行针灸治疗，更具有科学性。

## 三、"枕下七针"临床运用

郭老采用"枕下七针"为主治疗落枕、颈椎病、头晕、失眠、耳鸣等多种疾病。

1. 落枕：郭老认为落枕主要与颈肌急性痉挛有关，虽然斜方肌痉挛很常见，但胸锁乳突肌痉挛也不在少数，很多患者在耳后完骨穴处有压痛。故在针刺时，单纯选择颈夹脊穴、风池穴是不够的。郭老对于落枕患者常取"枕下七针"进行治疗。

2. 颈型颈椎病：常规思路颈型颈椎病以针刺颈夹脊为主，完骨、天柱多不是重点穴位。而郭老认为该型颈椎病，"枕下七针"为必取穴。他常把肌肉比作可以伸缩自如的橡皮筋，而后枕部则为肌肉收缩时的着力点，故在治疗时，选取"枕下七针"与颈夹脊等穴位相配合，疗效更佳。

3. 头晕：跟随郭老出诊期间，因头晕而就诊患者不在少数。郭老对头晕的认识与常规思路有所不同。他认为头晕虽然有肝火上炎、肝阳上亢、痰浊阻窍、瘀血阻络、气血亏虚、肝肾阴虚等分型，但其根本的病机与阳气逆乱以及各种原因引起的阳盛、阳虚、阳郁有关。头为诸阳之会，颈项部为诸阳经通行之通路，在针刺选穴时，头部穴位如百会、四神聪、率谷等穴为局部取穴，并不能解决气血经气流通的问题，而后枕部穴位可疏通督脉及诸阳经的经气，使头面部气血经气畅达，则头晕自止。故郭老遇头晕患者，针刺以"枕下七针"为主穴，头部配合百会穴，再结合肢体远端辨证取穴，每获良效。

4.失眠：郭老认为，失眠的根本病机是多种因素引起的阴阳失调、阳不入阴，不论虚实，均为阳亢或虚阳偏亢，而任督二脉总督一身之阴阳，故针灸治疗失眠以交通任督二脉、调和阴阳为总则。郭老治疗失眠以取任督二脉穴为主，但对于顽固性失眠，郭老的思路为调理脾胃及枕下七针。郭老认为"枕下七针"可调整头部阴阳气血，使精神内守、阴阳调和、阴平阳秘。

5.耳鸣：郭老认为，常规针刺思路以"耳前三穴"（耳门、听宫、听会）为主穴，如病程较短，多可治愈；但若病程较长，其病位不在耳，而在脑；脑为元神之府，人体的视觉、听觉、嗅觉等均依赖于脑髓；故多数情况下，耳鸣只是表象，实则脑髓空虚、元神散乱、阴阳失调。故对于慢性、顽固性耳鸣，郭老以"枕下七针"为主穴，通调脑部气血阴阳，髓海充盈，阴阳调和，耳鸣自止。

## 四、总结

多年来，郭老潜心研究"枕下七针"在头面部疾病等方面的运用，除了治疗落枕、颈型颈椎病、头晕、失眠、耳鸣，还治疗多种头痛、眼科疾病、鼻炎、面瘫、言语不利、脑梗后遗症、假性球麻痹、梅核气、咽炎等多种疾病。"枕下七针"看似简单，实则因病不同，各穴各有侧重，且方向、手法各异，故要达到因人制宜、因病制宜、因穴制宜，需要医者的长期临证积累。医者须在临床实践中不断总结和积累经验，方能做到得心应手，充分发挥"枕下七针"的作用。

# 第四章　郭耀康学术经验论文精编

## 一、交通任督法闪罐配合针刺治疗面肌痉挛的临床观察

郭霞　李新华

面肌痉挛是以一侧面部肌肉阵发性、不自主抽动为特点的疾病，中医学称之为"筋惕肉𥆧""面风"等，为临床常见的难治性疾病之一。笔者以交通任督法闪罐配合针刺治疗面肌痉挛，取得了满意的疗效，现报道如下。

### 1. 资料与方法

1.1 一般资料：72 例患者均来自山西省中医院门诊，随机分为治疗组和对照组各 36 例进行临床观察。治疗组男 15 例，女 21 例；年龄 25 ~ 65 岁，平均年龄（48.42 ± 10.45）岁；病程 3 天 ~ 28 月，平均病程（4.47 ± 5.59）月。对照组男 17 例，女 19 例；年龄 29 ~ 63 岁，平均年龄（47.36 ± 8.70）岁；病程 5 天 ~ 26 月，平均病程（4.24 ± 6.57）月。治疗前两组患者

性别、年龄和病程比较，差异均无统计学意义（$P > 0.05$），具有可比性。

1.2 诊断标准

1.2.1 西医诊断标准：参照"十一五"国家级规划教材《神经病学》之面肌痉挛制定。表现为阵发性、快速而且无规律的面部肌肉抽动，多限于一侧，两侧受累较少。从眼轮匝肌的轻微抽动开始，逐渐向口角和面部扩展。重者眼轮匝肌抽动致睁眼困难。每次持续数秒至数分钟。疲劳、情绪激动、自主运动时加重，症状于入睡后消失。神经系统检查无阳性体征。

1.2.2 中医诊断标准：参照第二版新世纪全国高等中医院校规划教材《针灸治疗学》，分为风寒阻络、风热袭络及虚风内动三型。

1.3 纳入标准：①符合诊断标准者；②年龄 18 ~ 65 岁；③签署知情同意书。

1.4 排除标准：①继发于面瘫等疾病；②合并心脑血管、肝肾等严重原发性疾病；③妊娠期患者；④精神疾病患者。

1.5 治疗方法

1.5.1 治疗组

1.5.1.1 交通任督法闪罐治疗：患者先取仰卧位，用 5 号玻璃罐沿任脉自中脘至关元做闪罐治疗约 5 分钟，直至局部皮肤潮红。再取俯卧位，沿督脉自腰阳关至大椎做闪罐治疗约 5 分钟，直至局部皮肤潮红。当感觉罐口温度升高，要及时更换玻璃罐，以免烫伤患者局部皮肤。

1.5.1.2 针刺治疗：参照第二版新世纪全国高等中医院校规划教材《针灸治疗学》。主穴：取患侧之攒竹、太阳、颧髎、翳风和双侧合谷、太冲。配穴：风寒阻络型加风池；风热袭络型加曲池、内庭；虚风内动型加三阴交、太溪，均取双侧。使用 0.30mm × 25mm 或 0.30mm × 40mm 的汉医牌一次性针灸针。操作方法：患者取仰卧位，75% 酒精常规消毒。先针刺合谷，再针刺翳风及其他穴位。各穴均捻转进针，合谷直刺 1 ～ 1.5 寸，攒竹平刺 1 寸，太阳、颧髎、翳风、太冲均直刺 1 寸。平补平泻，手法宜轻，得气后留针 30 分钟。攒竹、太阳、颧髎不行针，余穴中间行针 1 次。每日治疗 1 次，连续治疗 5 次后，改为隔日 1 次，10 次为一疗程，疗程间不休息，治疗三个疗程。

1.5.2 对照组：针刺治疗。主穴、配穴、针具、操作方法及疗程均同治疗组。

1.6 疗效观察

1.6.1 观察指标：采用 Cohen Albert 面肌痉挛强度分级标准。0 级为面部无痉挛；Ⅰ级为受到外部刺激出现眼肌痉挛增多；Ⅱ级为轻度，出现面部肌肉颤动；Ⅲ级为中度，面部痉挛明显并且有轻微的功能障碍；Ⅳ级为重度，面部出现严重痉挛和功能障碍，而且影响生活和工作。

1.6.2 疗效标准：参照国家中医药管理局的《中医病证诊断疗效评定标准》制定。痊愈：面部正常无抽动，随访半年无复发；显效：症状明显缓解，面部抽动基本消失，遇天气或情绪变化时，偶有发作；有效：症状缓解，抽动次数和持续时间明显减少，间隔时间延长；无效：治疗后症状无改变。

1.7 统计方法：采用 SPSS17.0 统计软件对数据进行统计分析。计量资料采用 $t$ 检验，用均数 ± 标准差表示，计数资料用 $\chi^2$ 检验，等级资料用秩和检验。$P < 0.05$ 为差异，有统计学意义。

2. 结果见表 1、2。

### 表 1    两组治疗前后面肌痉挛强度分级比较

| 组别 | 例数 | | 0级 | Ⅰ级 | Ⅱ级 | Ⅲ级 | Ⅳ级 |
|------|------|------|------|------|------|------|------|
| 治疗组 | 36 | 治疗前 | 0 | 4 | 9 | 15 | 8[1] |
| | | 治疗后 | 13 | 9 | 8 | 5 | 1[2] |
| 对照组 | 36 | 治疗前 | 0 | 3 | 11 | 16 | 6 |
| | | 治疗后 | 6 | 7 | 14 | 6 | 3 |

注：经秩和检验，与对照组比较，1）$z=0.340$，$P=0.734$，$P > 0.05$；2）$z=2.081$，$P=0.037$，$P < 0.05$。

### 表 2    两组间疗效比较

| 组别 | 例数 | 痊愈 | 显效 | 有效 | 无效 | 总有效率% |
|------|------|------|------|------|------|-----------|
| 治疗组 | 36 | 13 | 12 | 8 | 3 | 91.7[1] |
| 对照组 | 36 | 6 | 11 | 10 | 9 | 75.0 |

注：1）经秩和检验，与对照组比较，$z=2.343$，$P=0.019$，$P < 0.05$。

### 3. 讨论

西医目前对本病的病因未明，多认为是由于某种机械性的压迫或刺激在面神经的通路上所致，部分可见周围性面瘫逾期未愈出现后遗症者。其发病机制可能是面神经的异位兴奋或伪突触传导。中医认为本病乃因人体正气不足，脉络空虚，风寒或风热之邪乘虚而入；或阴虚血少，虚风内动，致面部经络痹阻，气血运行不畅，筋脉失养所致。其病位虽在面部，但其根本原因在于阴阳失调。《素问·阴阳应象大论》云："善用针者，从阴引阳，从阳引阴。"即治病必求于本，"本"就是本于阴阳。故治疗本病宜从中医的整体观出发，以交通任督法调和阴阳脏腑、疏通经络气血，兼以扶正祛邪而止痉。

"交通任督法"是恩师郭耀康主任的学术思想之一，是以任督二脉的穴位为主穴，施以一定的针刺手法，使阴阳脏腑、经络气血平衡而治愈疾病。任督二脉同起于胞中，分别行于人体的前后正中线。督脉统督人体一身之阳气，为"阳脉之海"；任脉统领人体一身之阴气，为"阴脉之海"。此二脉可调节十二经脉的气血，是人体阴阳的总汇。任脉和督脉构成一个阴阳循环的体系。人体全身阴阳脏腑、经络气血的平衡和协调，全依赖任督二脉经气的通畅与否。故《参同契》有云："人能通此二脉，则百脉皆通。"由此可见，针灸调节阴阳平衡的基础就是交通任督二脉。

闪罐可祛风散寒、行气活血、舒筋活络。沿督脉的闪罐为通阳，沿任脉的闪罐为调阴，通过在此二脉上的多次闪罐，将通阳和调阴相结合，交通了任督二脉，使阴阳得以平衡。任脉的中脘为胃经之募穴，也是八会穴之腑会，可健脾和胃、扶正固本。5 号罐的外径为 7cm，在沿督脉闪罐时，亦能作用于膀胱经第 1 侧线的背俞穴，起到调节脏腑功能和扶正祛邪之功效。故交通任督法闪罐，既能调和阴阳脏腑、疏通经脉气血，又能镇静安神息风、扶正固本祛邪，使经筋得以濡养而止痉。由于反复多次的吸拔取下，闪罐比留罐作用的穴位多、刺激量大，效果更佳。闪罐后，患者感觉舒适且局部不会留有罐印，也更易于接受。

翳风属手少阳三焦经，是祛风通络之要穴。既可疏散外风，又可平息内风。该穴深部有面神经干，针刺可降低面神经的兴奋性，镇静止痉。合谷为手阳明经原穴，《四总穴歌》中有"面口合谷收"。太冲为足厥阴经原穴，《针灸甲乙经》云："痉，互引善惊，太冲主之。"两穴相配谓"开四关"，可疏风活血通络、镇肝息风解痉。与局部的攒竹、太阳、颧髎诸穴同用，共奏疏风通络、调和营卫、运行气血、舒筋止痉之功，从而使局部气血经络通畅条达，面部痉挛自止。

笔者在继承的基础上，创新的运用闪罐来交通任督二脉，同时配合针刺治疗面肌痉挛，见效快，疗效显著，且安全易操作。

# 二、十二井穴流注放血干预急性脑缺血模型大鼠 HSP70 及 CD31 表达的研究

赵婷婷　郝利芳　张　蕊　赵立新

急性脑缺血（ACI）是由于脑动脉血管闭塞导致的脑部血液循环障碍，造成脑组织缺血坏死并伴随不同程度的神经功能缺失及其他后遗症，临床病理表现为神经元、神经胶质细胞减少，是具有高致残和致死率的急性心脑血管疾病之一，ACI 常见治疗方法有药物治疗、手术治疗及干细胞替代治疗等。近年来中医中药对 ACI 的治疗研究及效果受到广泛关注，其中十二经脉气血流注理论也应用于 ACI 的治疗中。本研究针对 ACI 在辰时（上午 7～9 点）时段高发的特点，结合不同时辰运行至不同的经络的特点给予脑缺血模型大鼠十二井穴流注放血疗法干预，比较十二井穴流注放血疗法较普通十二井穴放血对 ACI 的治疗效果，为中医临床治疗 ACI 患者提供新的思路和方法。

## 1. 材料与方法

### 1.1 实验动物

2～3 月龄 SD 天大鼠 60 只，雌雄各半，体质量（220.0±10.0）g，由山西省中医药研究院动物实验中心提供。饲养条件为（23.0±1.5）℃恒温、（60.0±5.0）% 恒湿，12 小时昼夜节律交替，适应性喂养 1 周后进行造模。本实验通过山西省中

医药研究院动物伦理委员会的审批，严格按照动物伦理委员会的各项要求执行。

1.2 试药与仪器

（1）试药：免疫组化 PV-9000 检测试剂盒、DAB 显色液购自北京中杉金桥生物公司；anti-CD31、anti-HSP70 抗体购自武汉博士德生物工程有限公司；丁苯酞软胶囊（0.1g/ 粒）购自石药集团恩必普药业有限公司；（2）仪器：针灸针（30号，1 寸）；2135 型组织切片机；Moticam 3000 显微摄影成像系统；932 型电热烧灼器；Olympus 光学显微镜。

1.3 造模及分组

实验动物随机分为假手术组、模型组、普通放血组、流注放血 1 组、流注放血 2 组、西药组，每组 10 只，分笼饲养。除假手术组外，其余各组参照局灶性凝结大脑中动脉法 8 建立大鼠大脑中动脉梗阻（MCAO）模型，方法如下：腹腔注射200μL 0.4% 戊巴比妥钠溶液麻醉后右侧卧位固定大鼠，剃去耳后至颈部鼠毛后消毒处理，沿眼眶后至耳的连线中点纵向切口 1~2cm，暴露颌骨，轻抬头部可见横过嗅束上行的大脑中动脉（MCA）。用烧红的电阻丝轻靠接触嗅束上缘暴露的MCA，使之发生快速凝闭，若发生血管破裂出血应用小棉球局部轻压止血，诱发 MCAO 模型。假手术组大鼠仅用玻璃分针游离出单侧 MCA，不做诱导处理。切口缝合并消毒，以术后出现同侧霍纳氏（Horner）综合征、左侧肢体疼痛回缩迟钝或消失、对侧偏瘫、活动时出现左侧倾倒及悬尾时出现左上肢向胸前屈曲等观察指标作为造模成功标准。

1.4 干预方法

（1）普通放血组：选取位于大鼠四肢趾端的十二井穴，每侧计六穴。用胶布处理毫针针尖，使其刺入皮肤深度限定在1mm。用处理后的毫针每日 7：00 依次按照少商、商阳、中冲、关冲、少冲、少泽、涌泉、隐白、大敦、厉兑、足窍阴、至阴穴位顺序点刺放血，每穴放血量为 1 滴。

（2）流注放血 1 组：取穴、放血量均与普通放血组相同。依照十二经脉流注次序，从当值经脉的井穴开始，每日 7：00 取大鼠四肢对应人十二井穴解剖位置，依照厉兑、隐白、少冲、少泽、至阴、涌泉、中冲、关冲、足窍阴、大敦、少商、商阳顺序，先左侧后右侧依次放血。

（3）流注放血 2 组：取穴、放血量均与普通放血组相同。依照十二经脉流注次序，在经脉流注和井穴交接时刻，选择当值经脉的井穴放血，每日 05：00（寅时 - 卯时交接）先后放肺经和大肠经少商、商阳穴，9：00（辰时 - 巳时交接放胃经和脾经之厉兑、隐白穴，13：00（午时 - 未时交接）放心经和小肠经之少冲、少泽穴，17：00（申时 - 酉时交接）放膀胱经和肾经之至阴、涌泉穴，21：00（戌时 - 亥时交接）放心包和三焦经之中冲、关冲穴，1：00（子时 - 丑时交接）放胆经和肝经之足窍阴、大敦穴。均为双侧，每穴先取左侧，后右侧放血。

（4）西药组：造模后按 80mg/kg 腹腔注射 10mg/mL 的丁

苯酞稀释液，治疗时间与普通放血组针刺放血时间相同。

（5）假手术组及模型组：分别给予等量生理盐水腹腔注射，正常喂养。治疗1周后各组进行神经功能学评分及相关指标检测。

1.5 标本采集与检测

1.5.1 神经功能学评分

神经功能学评分依据改良的神经功能缺陷评分量表（mNSS）对大鼠神经功能进行打分评定，通过对提尾、平衡木、握力、运动能力、感知能力及反射能力打分评估模型大鼠的治疗及预后情况，最高分数18分，分数越高代表神经系统功能损害越严重。分别于治疗前、治疗1周后记录各组大鼠的评分情况，每只大鼠重复测定3次。

1.5.2 脑组织缺血区病理变化

各组大鼠于神经功能评分完成后给予10%水合氯醛腹腔深度麻醉，迅速开胸暴露心脏，心脏灌注处死。断头取脑，脑组织置于4%多聚甲醛溶液中4℃固定过夜，组织浸蜡包埋，冷冻切片后用多聚耐氨酸固定于载玻片上，HE染色观察大鼠脑组织病理形态学改变，观察神经元是否皱缩及数量变化。

1.5.3 脑组织缺血区HSP70、CD31表达

免疫组化参照PV-9000试剂盒说明书，分别取脑组织切片，经枸橼酸钠抗原修复后采用两步法染色检测缺血区及周围脑组织HSP70及CD31蛋白表达情况，每组大脑在高倍镜视野下随机选取3个缺血区视野，拍照并计数视野内阳性细胞数

量，图片采用 Image-Pro Plus6.0 病理图像分析系统，取平均值，比较各组大鼠组织水平相关蛋白表达差异。

1.6 统计学处理

应用 SPSS17.0 统计软件。计量资料以（$\bar{x} \pm s$）表示，经正态分布数据检验后采用方差分析，两两组间比较采用 LSD 检验方法，$P<0.05$ 为有差异，有统计学意义。

## 2.结果

2.1 造模后大鼠一般情况

除假手术组，其余 5 组大鼠造模后均出现不同程度的同侧霍纳氏（Horner）综合征、左侧肢体疼痛回缩迟钝或消失、对侧偏瘫、行走时出现左侧倾倒及悬尾时出现左上肢向胸前屈曲等行为异常表征，mNSS 评分组间不存在明显差异（表 1），均符合本研究纳入标准，用于实验治疗。

2.2 各组大鼠 mNSS 评分结果比较

根据 mNSS 评分结果显示假手术组大鼠治疗前后均无神经功能缺陷，模型组大鼠治疗前后均表现为明显神经功能缺陷，普通放血组、流注放血 1 组、流注放血 2 组和西药组大鼠治疗后 mNSS 评分均较治疗前显著降低（$P<0.05$）；与普通放血组相比，流注放血 2 组、西药组大鼠治疗后 mNSS 评分显著降低（$P<0.05$），同时西药组与流注放血 2 组大鼠治疗后 mNSS 评分间无显著性差异（$P>0.05$）。

表1 6组大鼠 mNSS 评分结果（分，$\bar{x} \pm s$）

| 组别 | n | 治疗前 | 治疗后 |
|---|---|---|---|
| 假手术组 | 10 | 1.00 ± 0.02 | 0.50 ± 0.01 |
| 模型组 | 10 | 13.14 ± 1.41 | 13.33 ± 1.67 |
| 普通放血组 | 10 | 12.86 ± 1.26 | 10.26 ± 1.01[ac] |
| 流注放血1组 | 10 | 13.19 ± 1.19 | 9.66 ± 0.88[ac] |
| 流注放血2组 | 10 | 13.05 ± 0.94 | 8.35 ± 0.69[ab] |
| 西药组 | 10 | 13.21 ± 1.54 | 7.53 ± 0.70[ab] |

注：与本组治疗前比较，[a]$P<0.05$；与普通放血组比较，[b]$P<0.05$；与西药组比较，[c]$P<0.05$。下同。

### 2.3 各组大鼠脑组织病理变化

结果显示，假手术组大鼠脑组织结构完整，染色清晰，细胞正常，无明显病理改变；模型组大鼠病理变化较为严重，显微镜下可见组织严重破损，神经元细胞大量丢失，胶质细胞增生并伴有大面积的血细胞聚集，局部存在炎性细胞浸润；普通放血组大鼠病理切片较模型组相比组织结构略有恢复，其他方面改变差异并不明显。流注放血1组大鼠脑组织破损已大部分恢复，细胞仍大量肿胀。流注放血2组大鼠脑组织结构基本恢复，神经元多数处于完整正常状态，但局部仍可见损伤区域周边存在较多细胞膨大、胞核皱缩等现象。西药组大鼠脑组织结构基本恢复正常，细胞形态及数量显著恢复，胶质细胞略有增生，少量细胞存在凋亡现象。

表2 6组大鼠脑组织 HSP70、C 天 31 阳性表达数量比较（$\bar{x} \pm s$）

| 组别 | n | HSP70+ | C天31+ |
|------|---|--------|--------|
| 假手术组 | 10 | $20.56 \pm 5.15^c$ | $2.33 \pm 1.00^c$ |
| 模型组 | 10 | $15.11 \pm 4.96^c$ | $3.33 \pm 1.12^c$ |
| 普通放血组 | 10 | $19.67 \pm 6.86^c$ | $4.00 \pm 0.71^c$ |
| 流注放血1组 | 10 | $24.44 \pm 5.79^{ac}$ | $5.56 \pm 1.42^{ac}$ |
| 流注放血2组 | 10 | $28.89 \pm 6.85^{ab}$ | $7.89 \pm 0.78^{ab}$ |
| 西药组 | 10 | $33.78 \pm 6.78^{ab}$ | $8.44 \pm 1.24^{ab}$ |

与模型组比较，$^aP<0.05$；与普通放血组比较，$^bP<0.05$；与西药组比较，$^cP<0.05$

2.4 各组大鼠脑组织 HSP70、CD31 蛋白表达比较

免疫组化染色后 HSP70 及 CD31 阳性反应细胞呈棕黄色深染，对各组大鼠脑组织切片中阳性细胞表达量计数结果见表2。与模型组大鼠相比，普通放血组大鼠脑组织中 HSP70、CD31 蛋白表达量稍有增加但无显著性差异（$P>0.05$），流注放血1组、流注放血2组及西药组大鼠脑组织中 HSP70、CD31 蛋白表达量显著增加（$P<0.05$）；普通放血组大鼠脑组织 HSP70、CD31 蛋白表达量与流注放血1组无明显差异（$P>0.05$），而显著低于流注放血2组和西药组（$P<0.05$）；西药组大鼠脑组织中 HSP70、CD31 蛋白阳性表达数最多，但

与流注放血 2 组大鼠无显著差异（$P>0.05$）。

## 3.讨论

《灵枢》《类经》等著作中描述井穴为十二经脉阴阳之气的始发之处，十二经脉的"根"即为各经散布在手足四肢末端的井穴，因此井穴具有清热安神、苏厥镇痛、醒脑开窍等作用，特别对于外感所致的高热久稽、温热邪气引发的高热惊厥以及气血不通所致的躯体痛证的治疗研究较为深入，其中针灸井穴起效快、疗效显著受到广泛重视。在十二经脉气血流注理论中，手足阴阳表里经的井穴在四肢末端井井相会能实现阴阳交错，产生经气，经气不断地积聚、充实，进而促进经脉气血沿着十二经脉气血循环灌注。

结果显示，相较于治疗前，普通放血组、流注放血 1 组、流注放血 2 组和西药组治疗方法均对模型大鼠神经功能具有显著改善效果。比较各组治疗后大鼠 mNSS 评分可见除注射治疗丁苯酞软胶囊阳性药治疗神经缺陷效果最佳外，3 组针灸放血方法中，流注放血 2 组治疗效果与西药组无异，普通放血组和流注放血 1 组治疗效果较差，说明依照十二经脉流注次序，在经脉流注和井穴交接时刻，选择当值经脉针灸放血的治疗方法优于普通放血法和单一时段流注放血方法，其对神经功能缺陷的治疗效果及脑组织损伤区域病理状态的逆行改善效果显著提高。在分子水平，HSP70 是热休克蛋白（HSPs）家族的主要成员之一，HSPs 受到热休克因子（HSF）诱导相关靶基因上热休克原件（HSE）的表达而激活，因此在正常脑组织中 HSP70 常存在显著低表达，在缺氧、缺血及其他应急刺激下 HSP70 表达量会发生显著变化。本研究模型组大鼠脑组织 HSP70 表达量最少，各治疗组大鼠 HSP70 的表达量随其治疗效果改善而增加，同时免疫组化结果显示 HSP70 的应激性表达分布主要集中于坏死神经元、局部梗死区域及炎性细胞浸润区域周围。以往研究表明，HSP70 能够发挥对神经元细胞的保护作用并改善脑内损伤部位炎性环境，提示针灸井穴流注放血方法能够通过激活 HSP70 的表达分泌，发挥对 ACI 模型大鼠的治疗作用，推测其作用机制可能与炎症抑制、削弱兴奋性氨基酸对神经元的损伤，清除脑内过氧化物积聚、保护神经细胞有关。另一方面，CD31 作为血管内皮特异性标志物，CD31 的表达增加表明针灸井穴流注放血能够促进脑血管内皮新生，内皮细胞表达标志物增加改善缺血区脑组织病理结构变化，减少了血细胞在组织内的进一步积聚，与 HE 染色观测结果一致。同样说明了十二井穴流注放血的治疗方法优于普通针灸放血，能加速脑组织损伤部位血管新生，改善脑血流的循环代谢。

前期研究多集中于脑缺血后即刻给予十二井穴放血对细胞内 c-fos 蛋白表达调节、脑血管流速双向调节及各井穴电生理等方面的显著调节作用。治疗方法也局限于单一治疗时段及针刺顺序，未对针灸井穴和时间与经脉血流循环顺序的相关性加以重视和探究，本研究首次探究了十二井穴流注放血对 ACI 大鼠脑组织的保护作用及对神经缺陷的调节作用，且其治疗效果优于普通辨证取穴及十二井穴放血法。《针灸大成》记载"刚柔相配，阴阳结合，气血循环，时穴开阖"，表明子午流注取穴施治方法能够调和人体阴阳经脉衔接、疏通经络从而改善气血沟通循环，促进机体功能的恢复。本研究采用的十二井穴流注放血遵循了体内血液流经十二经脉支端随时辰变化的客观规律，择时取穴，符合子午流注"天人合一""脏气法时"的理论基础，根据体内气血虚衰的周期性变化规律配合气血灌注顺序定时、定序施针放血的治疗方法，有效地激发机体的内在调节功能，并对脑缺血损伤所致血管梗阻、血管阻塞等具有治疗效果，并进一步发现作用机制可能与激活 HSP70 表达保护神经元，促进脑损伤部位血管新生有关。此外本研究仍需深入探究十二井穴流注放血对脑内多通路、多机制的调节是否起作用，为临床施治提供充分的理论依据。

## 三、交通任督法干预血管性痴呆大鼠 CA1 区脑源性神经营养因子及学习记忆的实验研究

李新华　赵立新　郭霞

血管性痴呆（VD）是由各种复杂的脑血管因素引起的脑组织损害而造成以认知功能障碍为主要临床表现的一种痴呆综合征，是老年人群的常见病、多发病，是仅次于阿尔茨海默病的痴呆。VD 作为目前唯一一种可以预防的痴呆类型，如果患者及早发现，早期诊断明确，并及时干预治疗，VD 是可以防

治的，是可逆的。因此，对于 VD 防治的临床研究及实验研究具有相当重要的现实意义。"交通任督"针刺法是山西省中医院原针灸科主任郭耀康教授在长期针灸临床实践中创立的针灸理论和疗法，并将其应用于治疗血管性痴呆疗效显著。随着科研人员对 VD 发病机理的不断深入研究，脑源性神经营养因子在 VD 发生发展过程中所起的作用越来越受到重视。本文采用不同时点永久性结扎雄性 SD 大鼠双侧颈动脉（改良 2VO）法复制全脑缺血模型，以"交通任督法"取风府、百会、人中、关元、中脘穴，观察 VD 大鼠空间学习记忆功能、海马 CA1 区组织细胞形态学变化及脑源性神经营养因子（BDNF）表达的变化，探讨交通任督针刺法干预血管性痴呆大鼠的作用机制。

## 1. 材料

### 1.1 实验动物

健康成年 SD 大鼠 60 只，雄性，月龄 2 ~ 3 月，体重（210±10）g。按照随机数字表随机分出空白组（12 只）、假手术组（12 只）和手术组（36 只）。

### 1.2 药品和试剂

尼莫地平片，注射用青霉素钠，脑源性神经营养因子（BDNF）抗体，BDNF 二抗，聚偏二氟乙烯（PVDF）膜，二喹啉甲酸（BCA）蛋白浓度测定试剂盒，十二烷基硫酸钠 – 聚丙烯酰胺凝胶电泳（SDS–PAGE）快速凝胶配置试剂盒，彩虹 130 广谱蛋白 Marker，β–actin 内参引物，超敏增强型化学发光试剂（ECL）检测试剂盒。

1.3 仪器

汉医牌一次性使用无菌针灸针：0.25mm×13mm；

Morris 水迷宫（型号：DMS-2）；

全自动全封闭脱水机（型号：Excelsior）；

石蜡包埋机（型号：TKY-BMB）；

包埋专用冷台（型号：TKY-BMB；

旋转石蜡切片机（型号：F325）；

摊片机（型号：TKY-TPA）；

烤片机（型号：TKY-TPA）；

万能荧光成像系统（型号：BX51-DP72）；

电热恒温鼓风干躁箱（型号：101-2-S）；

低温台式离心机（型号：Auegrax-30K）；

脱色水平摇床（型号：TS-1000）；

双向电泳系统（型号：PROTEANi12 IEF Mini-PROTEAN Tetra PROTEAN 11 XL）；

半干式转印系统（型号：TRans-Blot SemiDry PowerPac Universal）；

高性能成像分析仪（型号：HD2）；

上述设备均由山西省中医药研究院中心实验室提供。

## 2. 实验方法

### 2.1 模型制备

随机分出空白对照组、假手术组各 12 只，其余大鼠采用改良 2VO 模型制备，在不同时点永久性结扎双侧颈总动脉（改良 2VO），即采用每间隔 3 天分 2 次永久性结扎大鼠双侧颈总动脉法制备模型。将大鼠用 10% 的水合氯醛（3.5mL/kg 体质量）腹腔注射麻醉后，仰卧位固定在手术台上，常规消毒，颈正中切口，先分离一侧颈总动脉，用 1 号缝合线结扎两端，中间永久性剪断，缝合伤口，后肢肌肉注射青霉素钠 $4 \times 10^4$ U，放回笼中保温饲养。假手术组麻醉及手术过程同上，但不阻断颈总动脉，间隔 3 天后结扎，剪断另一侧颈总动脉。术后 7 天切口愈合，进行 Morris 水迷宫测试，与造模前数据比较有显著学习记忆障碍的大鼠为 VD 大鼠模型。痴呆标准以对照组大鼠逃避时间的均值为参考值，计算实验组大鼠各鼠各时段成绩的平均逃避潜伏期与参考值之差占该大鼠的平均逃避潜伏期时间的比例，> 20% 定为痴呆大鼠。

### 2.2 动物分组与给药

将造模后大鼠随机分为模型对照组、交通任督法针刺组（针刺组）、尼莫地平组。针刺组：取一次性使用无菌针灸针（规格 0.25mm × 13mm），方法：取风府（天门）、百会、人中、关元、中脘穴，（取穴参照林文注等编著的《实验针灸学》，见表 1）深度约 0.5 寸，平补平泻，留针 30 分钟，每日

1 次，连续 15 天。尼莫地平组：给予尼莫地平片 12mg/kg，按 10mLkg 灌胃量给药，每日 1 次，连续 15 天。空白、假手术、模型组不做任何治疗。

表 1 取穴参照表

| 穴名 | 定位 | 局部解剖 | 刺灸法 |
|------|------|----------|--------|
| 风府（天门） | 枕骨顶嵴后枕寰关节背凹陷处 | 皮下是夹肌和头背侧大直肌起点，有耳后动脉、静脉及枕小神经分布 | 向后下方斜刺 |
| 百会 | 顶骨正中 | 皮下有第3、第4颈脊神经分支、枕小神经及颈外动脉、静脉分支分布 | 向前斜刺 |
| 人中（山根、水沟） | 唇裂鼻尖下1mm正中处 | 皮下为提鼻唇肌及口轮匝肌，有三叉神经的鼻外神经及面神经、颊肌神经，上唇动脉、静脉及颌外动脉、静脉分布。 | 向上（鼻侧）斜刺 |
| 关元 | 脐下约25mm处 | 在腹白线上，皮下有腹壁浅动脉、静脉分支和腹壁下动脉、静脉及T12～L2的脊神经发出的腹壁神经分布 | 向上（头侧）斜刺 |
| 中脘 | 脐上约20mm | 在腹白线上，皮下有腹壁动脉、静脉及T10脊神经分布 | 向上（头侧）斜刺 |

## 2.3 指标检测

### Morris 水迷宫行为学测试

在造模前、造模后、治疗后分别进行水迷宫实验检测。定位航行实验（Place navigation）：历时 5 天。正式实验时将平台固定在一个象限，位于水面下1.5cm，水温稳定在（25±0.5）℃

实验室中的物品和人员的位置在实验期间固定不变，作为动物的空间参照物。每天测试 2 次，每次从不同的入水点将动物面向池壁放入水中，检测时间为 60s，在平台上停留超过 2s 则判为寻台成功，将动物从入水到寻台成功所需的时间记作逃避潜伏期，若 60s 内未找到平台则潜伏期记为 60s。每次测试前先将动物置于平台上停留 15s，称为适应，测试完毕不论寻台是否成功均适应 10s。计算每天潜伏期平均值，以评价动物空间记忆的获得能力。空间搜索实验（spatialprobe）：定位航行实验结束次日，拆除平台，选择某一象限作为入水象限，通过动物在 60s 内穿过原平台位置的次数、原平台象限游程比率及时间比率来评价动物的空间记忆能力。

海马 CA1 区 HE 染色组织形态学。

（1）灌注取脑：各组大鼠于行为学检测结束后，腹腔注射 10% 水合氯醛深度麻醉，打开胸腔，充分暴露心脏，自心尖插入灌注针头直至主动脉，剪开右心耳，开放静脉血。灌注生理盐水约 200mL 至流出液澄清，换用 4% 多聚甲醛溶液继续灌注约 300mL 进行前固定，至大鼠全身僵硬，肝脏发白为止。剪开皮肤暴露头及颈段，从颈椎处剪断颈髓，分离除去后颈部肌肉后用弯钳仔细剔除颅骨，从延髓开始，慢慢分离颅底组织，完整取出大脑放入 4% 多聚甲醛中后固定备用。

（2）石蜡包埋与切片。

（3）HE 染色观察：常规脱蜡、HE 染色、脱水、透明、封片。光镜下观察海马组织结构的形态学变化。

采用 Western Blot 检测各组 BDNF 表达（按实际说明操作）。

### 2.4 统计方法

采用 SPSS 17.0 软件对数据进行处理分析，计量资料采用均数 ± 标准差（$\bar{x} \pm s$）表示，多组间数据采用单因素方差分析，组间均值进行 $t$ 检验。$P < 0.05$ 为差异有统计学意义。

## 3. 结果

### 3.1 成模率

手术组 36 只大鼠采用改良 2VO 法造模后，剔除 3 只死亡，3 只不成模，有 30 只成模，成模率 83%。

### 3.2 交通任督法对 VD 模型大鼠 Morris 水迷宫空间学习记忆能力的影响

治疗后，模型组平均定位航行潜伏期较空白组及假手术组明显延长（$P<0.05$），空间搜索穿越次数显著少于空白组和假手术组（$P<0.05$），说明模型组学习记忆能力明显下降；针刺组、尼莫地平组平均定位航行潜伏期均明显短于模型组（$P<0.05$），空间搜索穿越次数均明显多于模型组（$P<0.05$），针刺组、尼莫地平组比较，平均定位航行潜伏期和空间搜索穿越次数比较，差异均无统计学意义（$P>0.05$），表明针刺组和尼莫地平组均明显改善 VD 大鼠的学习记忆能力，两者作用相近，见表 1。

## 表1　治疗后各组大鼠 Morris 水迷宫定位航行和空间搜索能力（$n$, $\bar{x} \pm s$）

| 组别 | 只数 | 平均定位航行潜伏期（S） | 空间搜索穿越次数 |
|---|---|---|---|
| 空白组 | 12 | $10.98 \pm 2.97$* | $8.21 \pm 1.62$* |
| 假手术组 | 12 | $10.57 \pm 2.71$* | $8.31 \pm 2.31$* |
| 模型组 | 10 | $33.15 \pm 5.38$ | $3.57 \pm 1.77$ |
| 尼莫地平组 | 11 | $18.01 \pm 2.53$* | $6.55 \pm 2.68$* |
| 针刺组 | 9 | $17.47 \pm 3.97$* | $6.21 \pm 2.25$* |

注：与模型组比较，*$P<0.05$

### 3.3 各组大鼠海马组织 CA1 区组织细胞形态学变化

HE 染色结果显示，假手术对照组大鼠皮质和海马神经元细胞排列规则，结构完整，胞浆丰富，细胞核呈圆形、椭圆形，染色质在核内分布较均匀，核仁清晰，间质无水肿表现；模型组细胞排列紊乱，大量神经元变性，体积变小，胞核与胞浆界限不清，核固缩成三角形或不规则形，核仁消失，血管、神经元及神经胶质细胞周围间隙扩大；尼莫地平组、针刺组神经元细胞零星可见一些损伤细胞，海马锥体细胞层细胞形态、排列基本正常。表明针刺组和尼莫地平组均能显著保护海马 CA1 区的神经元细胞，减轻神经元细胞的损伤。详见图1。

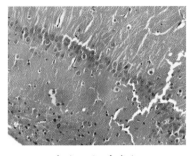
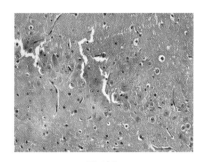

空白及假手术组 模型组

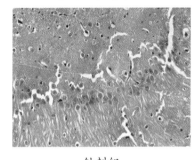
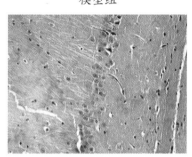

针刺组 尼莫地平组

图1 海马CA1区HE染色（×400）

### 3.4 各组 BDNF 表达比较

与模型组相比，针刺组和尼莫地平组 BDNF 的表达明显增多（$P<0.05$）；与假手术组相比，针刺组与尼莫地平组无明显差异（$P > 0.05$）；针刺组和尼莫地平组之间 BDNF 表达比较无显著差异（$P>0.05$）。详见图 2、图 3。

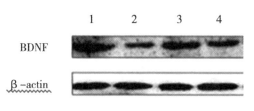

图2 各组BDNF表达条带图

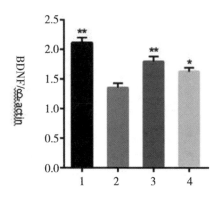

图3 各组BDNF表达比较

注：与模型组比较，*P<0.05，**P<0.01

## 4.讨论

郭耀康教授在长期临床工作中创立了"交通任督法"的学术思想，是以任督二脉的风府、百会、人中、中脘、关元等穴位为主穴，施以一定的针刺手法，使阴阳脏腑、经络气血平衡而治愈疾病。郭老从事针灸临床工作五十余年，其认为人体疾病发生的根本为阴阳失调，正如《素问·阴阳应象大论》曰："阴阳者，天地之道也，万物之纲纪，变化之父母，生杀之本始，神明之府也。"任督二脉为人身阴阳的总汇，两者一源而二歧，督则由会阴而行背，任则由会阴而行腹，最后交接于口周。督脉总督一身之阳，任脉总督一身之阴，任督二脉共同构成一个阴阳循环的体系，故任督二脉经气循环通畅，对于五脏六腑、十二经脉都起着重要的影响和治疗作用。交通任督法针刺处方中风府、百会、人中为督脉要穴，百会为诸阳经之会，内络于脑，风府为督脉入脑之处。《内经》："脑为髓海，其输在于盖（百会），下在风府。"此二穴与脑髓密切相关，可疏通经络气血、调神益智、添精益髓。人中为督脉、手足阳明之会穴，对针刺感应强烈，具有疏通经络、醒神开窍的作用，可调节脑内气血的盛衰。有研究发现，百会尤擅改善 VD 患者的记忆能力、计算能力等症状，人中尤擅改善 VD 患者的反应、嗜卧、恍惚等症状。关元、中脘为任脉要穴。关元为先天之气海，为五脏六腑之本，有补肾益气活血通络、培元固本之效；中脘是胃经之募穴，脾胃为后天之本，气血生化之源，能健脾和胃、扶正固本。《景岳全书·脾胃论》："水谷之海，本赖先天为之主；而精血之海，又赖后天为之资。"关元、中脘同用，先天与后天相互资生，可补益气血津精、补脑充髓。诸穴共用，可疏通任督二脉经气、调和气血阴阳脏腑、调神益智，使气血精津充盛，髓海得以濡养，从而有效改善 VD 的症状。

血管性痴呆属于中医"痴呆"的范畴，病位在脑，病机为髓海不足，气、火、痰、瘀内阻于脑。痴呆的发生与任督二脉密切相关，从循行分布上看，《难经》："督脉者……起于下极之腧，并于脊里，上至风府，入属于脑""任脉者，起于中极之下，以上至毛际，循腹里……入目络舌"；又如《素问·骨空论》记载督脉的分支"上额交颠上，入络脑""督脉、任脉和诸阳经皆起于头"。从功能角度上看，脑位于颅内，为髓之海，其功能的发挥有赖于任脉的气血津液濡养；督脉则通髓达脑。因此，任、督脉对治疗脑部疾病有非常重要的意义，运用任督二脉的腧穴，可有效调整人体阴阳的平衡。

现代研究发现，VD 的发生常与海马的缺血改变密切相关，而海马是缺血损伤的最敏感区域，它直接参与信息储存和回忆，主要功能与学习记忆有关。在海马结构中，CA1 区是与人类学习记忆功能关系最为密切的功能亚区，短暂、严重的全脑缺血引起的神经元迟发性死亡，多发生在海马 CA1 区的锥体细胞中，该区神经细胞的丢失可能导致严重的学习记忆障碍。

随着科研人员对 VD 发病机理的不断深入研究，神经营养因子在 VD 发生发展过程中所起的作用越来越受到重视。BDNF 属于神经营养因子家族的重要代表，主要由海马和大脑皮质的神经元产生，对神经元的分化、生长和生存起重要作用，可修复损伤的神经元，能调节突触可塑性，参与学习记忆过程，并可改善受损的学习、记忆能力。有研究发现，短暂性或持续性脑组织缺血均可刺激内源性 BDNF 表达上升，具有内源性自我保护作用，促进受损神经元细胞修复，加速受损神经元细胞的分化及再生过程，并抑制细胞死亡。还有研究发现脑缺血缺氧后的动物反应和记忆均较差，脑组织中 BDNF 水平也明显降低，脑内注射 BDNF 可以在一定程度上改善动物的学习和记忆能力。BDNF 可通过多种途径保护缺血缺氧细胞，实现其对缺损神经功能的恢复。

本研究结果显示，与模型组比较，针刺组治疗后平均定位航行潜伏期明显延长，空间搜索穿越次数明显增多（$P<0.05$）；海马形态学方面，针刺组神经元细胞均可见零星损伤细胞，海马锥体细胞层细胞形态、排列基本正常，较模型组有明显改善；针刺组 BDNF 表达明显高于模型组（$P<0.05$），针刺组和尼莫地平组之间比较各项均无统计学意义（$P>0.05$）。交通任督法针刺对 VD 大鼠学习记忆能力有明显的改善作用，其机制可能是通过针刺提高海马 CA1 区 BDNF 的表达来发挥神经保护作用。

## 四、大针手法针刺督脉对癫痫大鼠海马神经细胞核转录因子 - $\kappa$ B 表达的影响

倪文杰　赵立新　段淑琴　李新华　贾希瑞　赵婷婷

癫痫（Epilepsy）是由多种原因引起的脑部兴奋性过高以致某些神经元突然过度异常放电，导致脑部功能短暂异常，临床表现为阵发性意识改变或丧失，同时可有阵发性抽搐、感觉异常、特殊感觉现象或行为障碍的一种慢性临床综合征。持续

而频繁的癫痫发作可导致大脑神经元细胞的凋亡，本病长期反复发作，不仅使患者躯体遭受痛苦，而且在一定程度上导致精神及社会心理障碍，在智能及人格方面均受到损害。

许多实验研究发现，在癫痫发病中，核转录因子（NF-κB）作为转录因子参与了急性炎症过程，作为细胞因子参与了神经兴奋和神经胶质瘢痕的形成。因此，本实验研究NF-κB在癫痫大鼠海马中的表达，进而研究大针手法对癫痫大鼠神经表达的调节作用，对针刺治疗癫痫的作用机制进行研究，为针灸临床治疗癫痫提供新的理论依据。

## 1. 实验材料

### 1.1 实验动物

Wistar 大鼠 30 只，体重 200 ~ 250g，雌雄各半，由山西省中医药研究院中心实验室提供，实验动物生产许可证号：SCXK（晋）2010-0002，实验动物使用许可证号：SYXK（晋）2010-0002，实验动物合格证号：0000014，室温 22℃ ~ 26℃，湿度 70%，分笼喂养。

### 1.2 试剂与仪器

氯化锂、毛果芸香碱（匹鲁卡品）、水合氯醛、多聚甲醛、兔抗 NF-κB、多克隆抗体、山羊抗兔 IgG、DAB 显色试剂盒、切片机、离心机、电子天平秤、移液器、干燥箱、低温冰箱、恒温水浴箱、医用微波炉、显微镜、计算机图像处理系统、计算机图像处理系统 CMOS、多功能真彩色细胞图象分析管理系统。

## 2. 实验方法

### 2.1 动物分组及模型制作

30 只大鼠随机分为三组：空白对照组（A 组），癫痫模型组（B 组），大针手法组（C 组），每组 10 只，雌雄各半。

A 组：腹腔注射同等容量的生理盐水代替氯化锂和匹鲁卡品。

B 组：腹腔注射氯化锂，3mmol/kg，24h 后，腹腔注射匹鲁卡品。30mg/kg，分 3 次注射，每次间隔 10 分钟，直至出现无间歇的癫痫持续状态；

C 组：腹腔注射氯化锂，3mmol/kg，24 小时后，腹腔注射匹鲁卡品，30mg/kg，分 3 次注射，每次间隔 10 分钟，直至出现无间歇的癫痫持续状态。

参考 Racine 分级标准（0 级～Ⅴ级）：0 级：正常：Ⅰ级：湿狗样颤动，面肌痉挛，如眨眼、动须、节律性咀嚼等；Ⅱ级：节律性点头；Ⅲ级：前肢阵挛；Ⅳ级：站立伴双侧前肢阵挛；Ⅴ级：跌倒失平衡，四肢抽动。B 组、C 组大鼠诱导出Ⅳ～Ⅴ级癫痫持续状态（SE）且 SE 发作持续 1 小时视为造模成功，SE 发作持续 1 小时后，予大鼠腹腔注射 10% 水合氯醛（300mg/kg）终止发作，若注射水合氯醛 30 分钟后未终止发作，予 150mg/kg 重复注射，直至终止发作（以 3 次为最高限）。记录大鼠行为学变化。

2.2 治疗方法

A 组：不做任何治疗。

B 组：不做任何治疗。

C 组：用 1 寸针灸针，针刺大鼠督脉穴：风府、大椎、陶道、无名（第 2 ~ 3 胸椎棘突下）、身柱（取穴参照《实验针灸学》中大鼠的穴位），每日 1 次，每次 20 分钟，中间行针1 次，平补平泻，治疗 14 天。

2.3 海马取材

针刺 14 天后，第 15 天时对大鼠脑组织进行取材。各组大鼠用 10% 水合氯醛腹腔注射，1mL/ 只，过度麻醉，迅速剪开胸腹腔，暴露心脏肝脏，先经左心室快速灌注 4℃生理盐水300mL（灌注针由左心室进针穿入主动脉，止血钳固定，剪破右心耳，快速灌注生理盐水 300mL），后接含 4% 多聚甲醛的磷酸盐缓冲生理盐水（PBS，0.1mol/L，pH=7.4）300mL，先快后慢，灌注固定，大鼠迅速出现四肢颤动，颈部变硬，尾部变硬伸直，待大鼠全身僵硬后，迅速断头开颅取脑，将修整后的脑组织置于 4% 多聚甲醛中，4℃冰箱保存。24 小时后，将大鼠脑组织移入含 20% 蔗糖的 0.1molPB 溶液（磷酸盐缓冲液，pH=7.4，4℃）中至沉底。待脑组织下沉后，每个大脑半球于背侧海马最大断面处，切取 3mm 厚的组织，制成石蜡包块，再做冠状切片，厚度为 4μm，每只大鼠切取 4 张切片，贴于经明胶处理过的载玻璃片上。

### 2.4 HE 染色

石蜡切片经常规脱蜡入水后，在苏木素溶液浸染 10 分钟，1% 盐酸酒精分色 3 ~ 5 秒（当深蓝紫色变为淡粉色则中止）；氨水反蓝 5 分钟（由淡粉红色变为淡蓝色），自来水冲洗，终止反应，镜下观察，细胞核清晰染色呈蓝紫色，细胞浆及其他背景基本无色即可。伊红溶液染色 5 分钟，自来水冲洗，镜下观察，细胞浆呈红色，细胞核蓝色即可。随后经梯度乙醇脱水（从低浓度到高浓度，70% 乙醇，80% 乙醇，90% 乙醇，100% 乙醇，每级 5 分钟），每次 2 分钟，二甲苯透明 2 次，每次 10 分钟，最后用中性树胶封片。光镜下观察大鼠海马神经元形态学改变。

### 2.5 免疫组化染色

切片常规脱蜡至水，3% 双氧水室温下作用 10 分钟后，以蒸馏水冲洗 3 次，每次 30 秒钟，滴加复合消化液，室温下作用 10 分钟，以蒸馏水冲洗 3 次，每次 30 秒钟，滴加正常山羊血清封闭液室温 20 分钟，甩去多余液体，吸水纸吸取多余水分，滴加兔抗鼠 NF-κB 多克隆抗体（1：50），4℃过夜；取出后自然复温 30 分钟，PBS（pH7.4）冲洗 3 次，每次 5 分钟；滴加生物素标记山羊抗兔 IgG（1：100），37℃孵育 20 分钟，PBS（pH7.4）冲洗 3 次，每次 3 分钟；滴加辣根酶标记链霉卵白素工作液（1：100），37℃孵育 20 分钟，PBS（pH7.4）冲洗 3 次，每次 3 分钟；DAB 显色：使用 DAB 显色试剂盒内 AB 试剂各一滴，混合后加至切片。室温下显色，镜下控制反应时间，约 5 ~ 20 分钟。然后用蒸馏水充分冲洗。苏木素复染。乙醇梯度脱水（70% 乙醇，80% 乙醇，90% 乙醇，100% 乙醇，每级 5 分钟）。二甲苯透明 5 分钟，中性树胶封片，晾干即可。每张切片测 5 个视野，以人机交互方式，由计算机计算出每个视野的阳性细胞数及平均光密度，取其平均值。计算机图像处理系统由 CMOS 及多功能真彩色细胞图象分析管理系统组成。

2.6 主要观察指标

（1）各组大鼠造模过程中行为学变化；（2）各组大鼠海马神经细胞病理改变；（3）各组大鼠海马神经 NF-κB P65 表达的变化。

## 3. 统计学分析

用 SPSS 17.0 统计软件对 NF-κB P65 阳性细胞数进行统计学分析。采用 $t$ 检验，进行组间两两比较，实验数据以 $\bar{x} \pm s$ 表示，$P < 0.05$ 为差异有统计学意义。

## 4. 结果

### 4.1 各组大鼠行为学观察

A 组大鼠腹腔注射生理盐水后，行为活动无异常，无死亡。B 组和 C 组大鼠腹腔注射氯化锂（3mmol/kg）后，所有大鼠行为活动均无异常，24 小时后，腹腔注射匹鲁卡品（30mg/kg，分 3 次注射，每次间隔 10 分钟）2 次或 3 次后，2 ~ 15 分钟，大鼠逐渐出现外周胆碱能反应：立毛、流涎、颤抖、流血泪，同时或先后出现刻板行为凝视不动、咀嚼、吸鼻或探索行为、湿狗样震颤、反复头颈上仰，随后出现眨眼、面肌痉挛、点头，口吐白沫，嘴唇、四肢皮肤发绀，甚至大小便失禁，最后出现反复双侧前肢阵挛伴直立、跌倒或翻转，部分动物出现四肢强直—阵挛发作。开始发作尚不频繁，随着时间延长，发作频率增高，全部达到Ⅳ级～Ⅴ级癫痫持续状态。SE 状态 1h 后，B 组和 C 组大鼠腹腔注射 10% 水合氯醛（300mg/kg）终止发作。终止发作后，B 组死亡 1 只，存活率 90%，C 组死亡 1 只，存活率 90%，A 组，存活率 100%。B 组与 A 组存活率比较，$P > 0.05$，差异无统计学意义；C 组与 A 组存活率比较，$P > 0.05$，差异无统计学意义（表 1）。

表 1　各组大鼠存活率比较

| | 总数（只） | 存活数（只） | 存活率（%） |
|---|---|---|---|
| A组 | 10 | 10 | 100 |
| B组 | 10 | 9 | 90△ |
| C组 | 10 | 9 | 90☆ |

注：三组存活率比较 $P > 0.05$。

4.2 各组大鼠海马神经细胞的病理改变

经 HE 染色后，光镜下观察海马组织病理改变：A 组海马 CA1 区神经元结构正常，排列整齐，形态完整，细胞核圆或椭圆形，规则，核膜清楚完整，染色质分布均匀，胞质内可见尼氏小体，核仁清晰可见。

B 组海马 CA1 区神经元排列不整齐，正常神经元数量显著减少，细胞间隙增大，部分神经元形态不完整，核膜结构不清楚，细胞核开始出现固缩，核仁不明显，胞浆浓缩深染，呈空泡样变，大部分细胞尼氏体消失，还可见变性坏死的神经细胞。

C 组海马 CA1 区神经元排列较整齐，接近正常，正常结构的神经元较多，大部分神经元细胞核、核膜结构清楚，少部分细胞尼氏体消失或胞浆浓缩深染，变性或坏死的细胞较少，损伤程度较癫痫模型组轻。

4.3 各组大鼠海马 NF-κB P65 阳性细胞数的表达

免疫组化结果: A 组大鼠海马 CA1 区, 棕黄色的 NF-κB P65 阳性反应物在胞浆、胞核染色非常弱, 且几乎都分布于胞浆中, 胞核中的阳性物质很少甚至没有。

B 组大鼠海马 CA1 区可见很多 NF-κB P65 阳性细胞表达, 神经元细胞核、胞浆内棕黄色的 NF-κB P65 的阳性反应物染色较正常组明显加深, 多呈团块状分布, 且胞核内染色较胞浆深。

C 组大鼠海马 CA1 区可见较少 NF-κB P65 阳性表达细胞, NF-κB P65 阳性反应物在胞核、胞浆棕黄色染色非常浅, 在胞核内的棕黄色染色较癫痫模型组染色浅, 接近空白对照组, 未见棕黄色染色团块状分布。

表2 各组大鼠海马神经元 NF-κB P65 阳性细胞数表达（x̄±s）

| 组别 | 只数 | NF-κB P65阳性细胞数（个） |
| --- | --- | --- |
| A组 | 10 | $13.95 \pm 6.99$ |
| B组 | 9 | $28.75 \pm 8.80$[※] |
| C组 | 9 | $19.25 \pm 8.60$[☆△] |

注：（1）与A照组比较，[※]$P < 0.05$；与B组比较，[☆]$P < 0.05$，（2）[△]$P < 0.05$。

## 5. 讨论

目前，对癫痫的发病机理尚未完全明了，在治疗癫痫方面，所有的抗癫痫化学药物都有不良反应。因此，探寻防治癫痫的新途径、新方法具有重要的意义。

针灸治疗癫痫早在《内经》中就有记载，也是现在临床上较为有效的办法。针灸治疗癫痫选穴多样，但总的是以任脉、督脉穴位为多。彭光超取穴鸠尾、筋缩、腰奇、间使、丰隆，痰热较盛加太渊；肝热加太冲；体弱加足三里，痊愈34例，显效10例，好转4例，无效6例。张智龙用意气行针法治疗癫痫35例，取丝竹空、三阴交、太冲、阴陵泉、阳陵泉、丰隆、内关（均双侧）、鸠尾、关元，从头到足依次取穴，针丝竹空得气后密意守气勿失，拇指向前捻转180°，紧捏针柄不动，意守针尖，以意聚气，待针下有跳动感时，以意行气，余穴用平补平泻法，痊愈25例，显效7例，好转2例，无效1例，总有效率97.14%。翟文牛等用醒脑开窍针法治疗60例，治愈9例，显效18例，好转30例，无效3例。许永迅采用芒针治疗102例，大椎透灵台，至阳透筋缩，脊中透命门，腰奇透长强，神庭透囟会，百会透后顶，璇玑透膻中，鸠尾透中脘、内关（双）、丰隆、太冲、双侧顶颞前斜线，显效54例，有效25例，效差10例，无效13例。

　　已有研究表明，针刺可对癫痫动物中枢神经的脑电活动、神经递质、环核苷酸等产生影响。张颖等研究了针刺对电刺激癫痫大鼠模型的作用，发现针刺可显著降低癫痫大鼠的放电平均波幅、放电最高波幅及放电频率，提高其脑电基本频率，说明针刺可显著抑制痫性放电、控制癫痫发作。杨帆等发现大鼠癫痫模型组脑内兴奋性氨基酸天门冬氨酸、谷氨酸升高明显，而抑制性氨基酸 γ-氨基丁酸明显降低，经电针百会、风池后 γ-氨基丁酸、丙氨酸明显升高，而谷氨酸降低明显。杨帆等用戊四唑（PTZ）制作的点燃癫痫大鼠模型海马结构内环磷腺苷（cAMP）、环磷鸟苷（cGMP）含量均有增加，其中 cGMP 增加非常明显，经电针百会、风池、风府后 cAMP、cGMP 含量均明显降低，电针对 PTZ 点燃型癫痫大鼠海马结构内 cAMP、cGMP 含量的改变有一定的调节作用，对 cAMP 的调节迅速但持续时间短，而对 cGMP 的调节缓慢而持久。

NF-κB 在癫痫发病机制中的作用也是目前的研究热点之一，NF-κB 是一种重要的核转录因子，参与真核细胞多种基因的表达调控，影响细胞的许多生物学功能，其活化形式通常是 P50 和 P65，当细胞处于静息状态时，NF-κB 和其抑制因子 IB 结合存在于细胞质中，当细胞受到各种刺激后，许多实验研究发现，在癫痫发病中，NF-κB 作为转录因子参与了急性炎症过程，作为细胞因子参与了神经兴奋和或神经胶质瘢痕的形成。Blondeau 研究发现，海人藻酸可快速增加 NF-κB 与 DNA 的连接活动度，使其亚单位产生核移位，认为 NF-κB 活化作为癫痫发病机制的基础信号转导通路的一个关键步骤。Matsuoka 等利用大鼠海人藻酸点燃模型发现痫性发作后 4～16 小时内海马神经元 NF-κB 活化明显增加，并伴胶质细胞 NF-κB 持续活化。Crespel 利用合并海马硬化的颞叶癫痫患者术后病理切片进行免疫组化分析发现，胶质细胞和大脑锥体细胞 NF-κB P65 过度表达，并推测癫痫形成过程是由 NF-κB 介导的炎症反应过程，其过程是一个被痫样发作反复、短折激活的慢性过程。

用大针手法治疗癫痫是我院针灸专家冯尚武先生和郭耀康先生在长期的临床工作中，发现的一种治疗癫痫的针刺方法，疗效确切，已得到临床验证。此法是用 21 号、长 3～4.5 寸的不锈钢针，针刺督脉穴的风府、大椎、陶道、无名（2~3 胸椎棘突下）、身柱。操作时，先用捻转法进针，当针尖到达两椎骨棘突之间时，改用缓慢推进法（不捻转慢慢向前推进），约当针尖达脊髓腔时，其方向为朝向风府穴，须使针和耳垂成一条水平线，缓慢推进；若针大椎、陶道、无名、身柱，均按45°～60°角向斜上方缓慢推进（注意不可用力过猛，更不可行捻转提插术）。针到适应处时，患者常尖叫一声，全身抽动1次，此时立即停止针刺，意识不清者可能稍转清醒，有的可出现胸部灼憋闷，全身发麻发软，颜面苍白，瞳孔散大，全身肌肉松弛，出冷汗等症状，属正常反应，可留针15～30分钟。若在针刺明显狂躁或体格强壮的患者时，未出现上述诸证之一者，可再行抽刺，抽刺时一般采用扇形往两侧抽刺，每抽刺一下，患者的腿随即跳动一下，抽刺后有的患者可出现双下肢的暂时性瘫软，一般在1～2小时后即可恢复，必要时可架扶慢慢行走或适当休息。另外，如患者体质比较虚弱，可选用26～28号针进行针刺，以减少刺激。

本实验通过大针手法治疗癫痫大鼠，研究大针针刺督脉对癫痫大鼠神经 NF-κB 表达的影响。证实癫痫大鼠的海马神经发生病理改变，大针手法针刺督脉穴位可以改善海马神经的病理改变，癫痫大鼠的海马神经 NF-κB P65 阳性细胞数的表达增多，大针手法针刺督脉穴位可以减少海马神经 NF-κB P65 阳性细胞数的表达。针灸治疗癫痫可能是通过抑制海马神经细胞 NF-κB 的表达，从而减轻了 NF-κB 作为转录因子参与的急性炎症的过程，减少了 NF-κB 作为细胞因子参与的神经兴奋和或神经胶质瘢痕的形成，从而减少正常海马神经细胞的凋亡，达到治疗癫痫、减轻癫痫症状的目的。